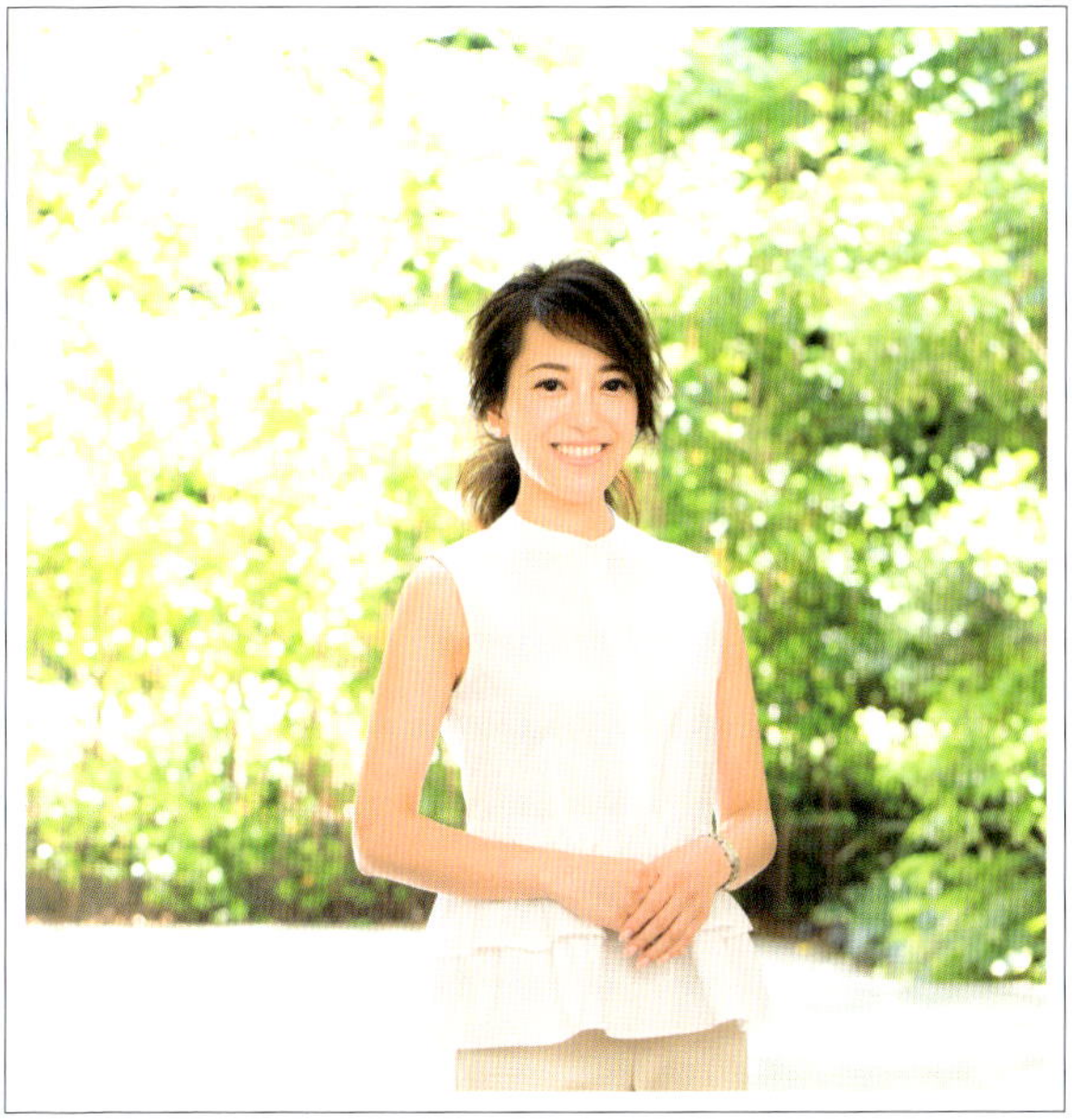

からだの不調から始めた自然ぐすり生活

私は現在、『ルボア フィトテラピースクール』の講師として植物療法（フィトテラピー）の知識を伝える仕事をしています。スクールで学ぶ生徒さんの中には、さまざまなからだの不調に悩んでいる方も多くいらっしゃいます。それが植物療法を学び実践することでＰＭＳ（月経前症候群）が和らいだとか、不妊で悩んでいた方が妊娠したとか、嬉しい報告をたくさんいただき、やりがいと喜びを感じる毎日です。

今でこそ風邪をひくことがほとんどないほど健康な生活を送っている私ですが、植物療法に出会ったきっかけは、自分自身の深刻なからだの不調でした。

始まりは25歳のころです。憧れの美容業界に就職し、寝る間も惜しんでがむしゃ

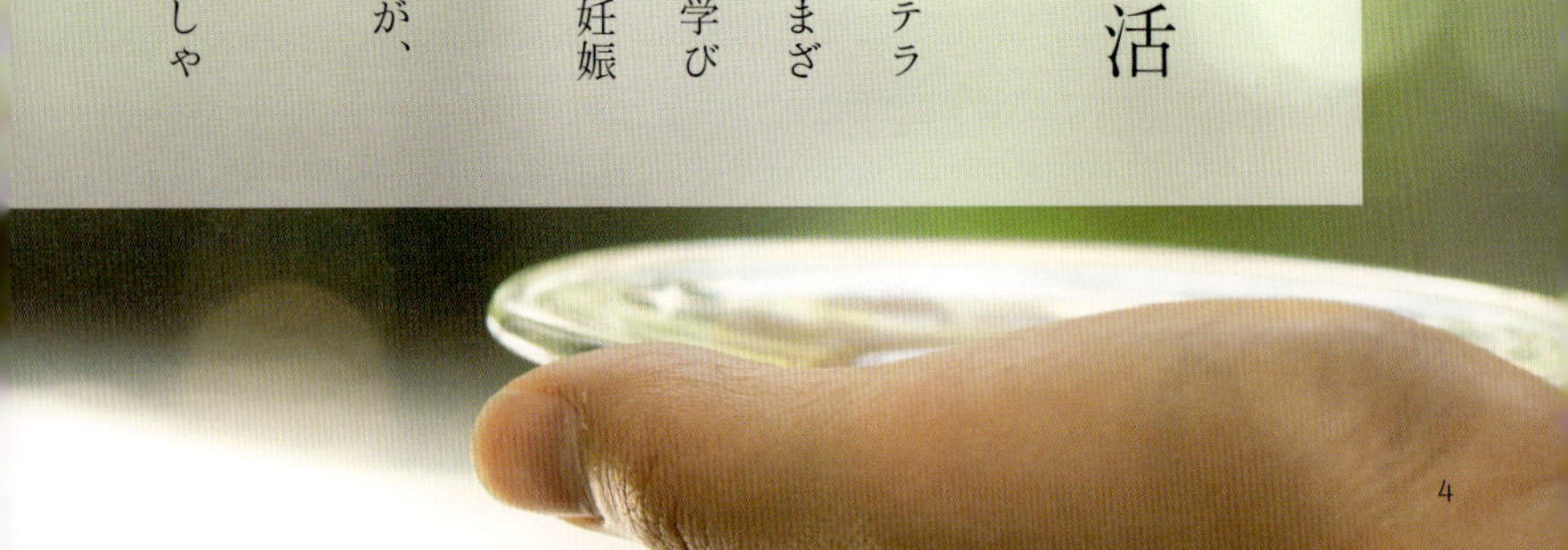

からだとこころの不調をととのえる
初めてのフィトテラピーノート

自然ぐすり生活

植物療法士
南上夕佳

はじめに

植物療法（フィトテラピー）という言葉をご存じでしょうか。
日本ではまだなじみの薄い言葉ですが、自然の植物を使って、
本来人間がもっている自然治癒力を高め、病気を予防する伝統療法のことです。
植物の力はとてもパワフルで、さまざまな薬理効果が証明されているほど。
そのことを知っていただきたくて、私たちはこれを〝自然ぐすり〟と呼び、
気軽に生活に取り入れてもらえるよう、植物の知識や、
健康へのアプローチを伝える活動をしています。
自然ぐすりは女性の一生において、からだやこころのバランスをととのえ、
健やかに過ごすための手助けになってくれる、お守りのような存在です。
タイトルにした「自然ぐすり生活」は、身近にある
ハーブティーを飲み、サプリメントを摂ったり、精油を使ったりするだけ。
本書ではその中でも、すぐに生活に取り入れやすく、
簡単に始められることを厳選してご紹介していきたいと思います。
植物の力で日々をより元気に過ごしていけるよう、
植物療法の効果と素晴らしさを知っていただけたら幸いです。

らに働いていた私は、ある時、半年も生理が来ていないことに気づきました。

今思えば、25歳で生理が止まるというのは明らかな異常です。でも当時の私は病院に行く時間もなく、もともと生理不順だったのでそれほど気にも留めませんでした。

そのうちからだ中に症状が出始め、肌はアトピー性皮膚炎のように全身カサカサ、シャンプーすると髪の毛がバサッと抜け落ちます。夜中に何度も着替えるほど寝汗がひどくなった一方、手足は痛いほど冷えて眠れなくなるなど、不調はどんどんエスカレートするばかり。いつも倦怠感《けんたいかん》や疲労感を感じているようになり、次第に精神面にも症状が出てきました。

気持ちもどんよりと暗くなり、人と会うのも億劫《おっくう》に思うようになって、友人にも会えない。うつ病のような症状やパニック障害、ついにはどこかに消えてしまいたいという気持ちまで出てきて、仕事を続けることもできなくなってしまったのです。

環境を変え、ゆっくり過ごすなどいろいろやってみた結果、こころの症状は少し回復しました。でもからだの不調は変わらず、生理も来ないままでした。

この間、皮膚科をはじめ、内科や心療内科など、たくさんの病院を転々としましたが、はっきりした原因はわかりませんでした。おそらくストレスだろうという曖昧な診断で、薬も処方してもらいましたがよくなる気配はありません。結局、原因が判明するまでに長い時間を要しました。

診断がついたのは、1年も生理がないことを重くみて受診した婦人科でした。血液検査の結果を見て、先生が驚いておっしゃいました。

「あなたのホルモン値は、50代の閉経した女性と同じですね」

下垂体機能低下症。それが私の病名でした。つまり、若年性更年期障害です。

そのまま婦人科でホルモン補充療法を受けることもできましたが、中には副作用が出る人もいると聞き、一度帰宅して詳しく調べることに。血液検査表を片手に、パソコンでエストロゲンやコルチゾールなど、先生から聞いた言葉をすべて検索。何か自然な方法でケアできないかと調べている中で出合ったのが、「フィトテラピー」という言葉です。直感的に「これだ！」と思いました。すぐにスクールの門を叩き、日々勉強しながら実践していった結果、ゆっくりですが、症状はひとつずつ減っていきました。約1年間でホルモン値は20代の正常値に戻り、生理も再開。自然ぐすり生活を続けている今は、あのころがウソのような元気な毎日です。

　こういったことは大なり小なり、誰にでも何かのきっかけで起こり得ると思います。だからこそ、ひとりでも多くの不調で悩んでいる人たちに、自然ぐすりのことを伝えたい。日々の不調のケアや、病気の予防などに自然ぐすりを役立てていただけたら、こんなに嬉しいことはありません。

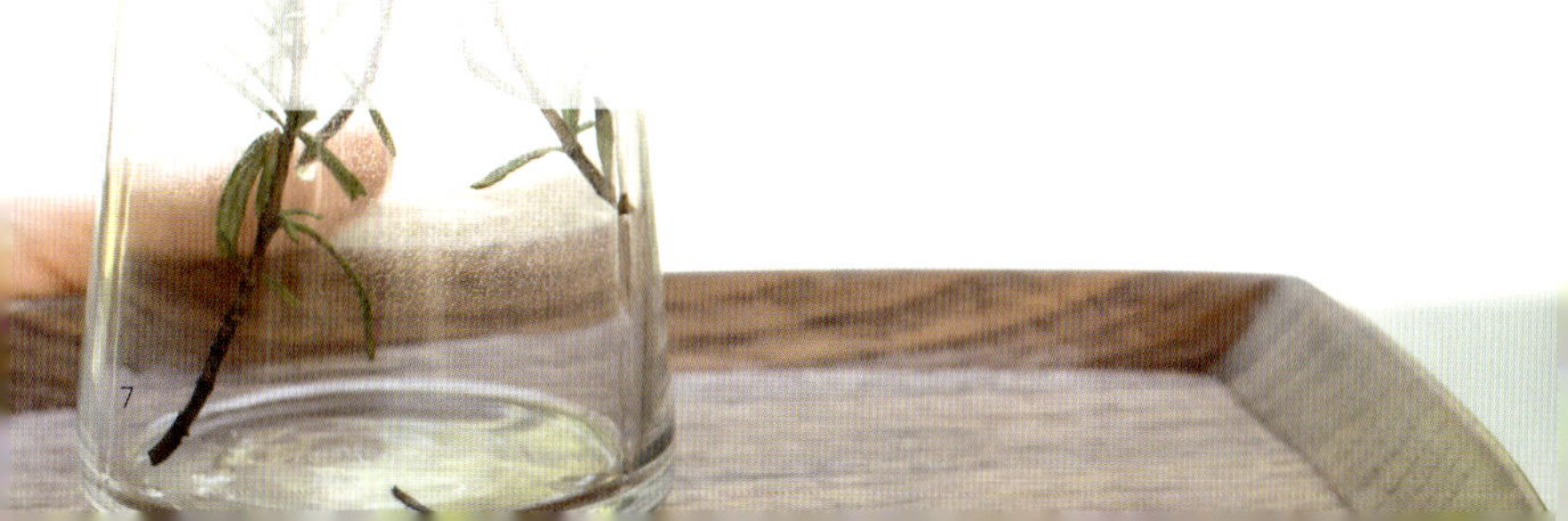

CONTENTS

CONTENTS

Chapter 4.
女性“性”のための自然ぐすり

Column

About phytotherapy:

自然ぐすり生活とは
どんなもの？

植物療法（フィトテラピー）とは、病院にかかるほどではないちょっとした不調である「未病」に対処したり、病気を予防したりする伝統療法のこと。私はこれを、毎日の暮らしに無理のない範囲で取り入れています。

聞き慣れない言葉かもしれませんが、実は昔から私たちの身近に存在しているものです。植物からつくられる漢方などもそのひとつ。また、日本に昔から伝わる〝おばあちゃんの知恵袋〟、たとえば風邪をひいたらしょうが湯を飲んでからだを温める、すり傷ができたらアロエを貼る、といった手あてもそう。そもそも、自然の恵みをいただく毎日の食事もいわば植物療法のひとつです。

実際に、私がやっている自然ぐすり生活も、決して特

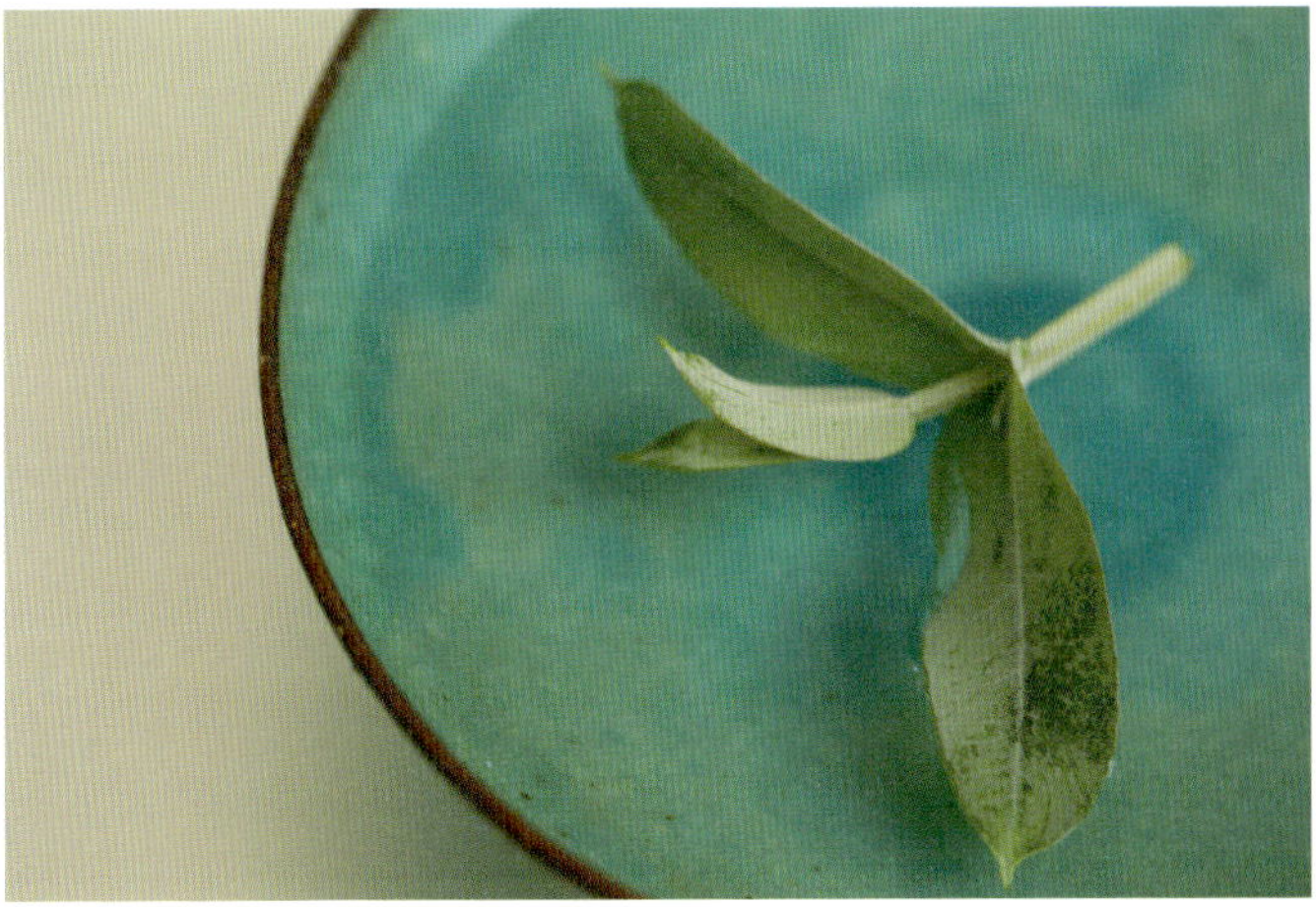

別なことではありません。薬理効果のある精油を使ったり、ハーブティーやサプリメントを飲んだりするだけ。日々の生活の中で、無理なく、できるときに取り入れればいい。それでも植物は、人のからだに寄り添い、サポートしてくれる力を持っています。

また植物療法は、薬のように、飲んですぐ効くものは多くありません。ゆっくりと包括的に体の調子をととのえてくれるので、自分が持っている本来の自然治癒力が高まり、からだ全体がよい方向に導かれていくのです。

病院に行くほどではない不調のとき、予防したいときに、ちょっとした知識さえあれば自分自身でケアができる。お守りのような感覚で取り入れてほしいのです。

About phytotherapy:

女性には特に自然ぐすりがいい

女性のからだは初潮の訪れる思春期に始まり、排卵、月経、妊娠、出産、閉経と、一生のうちにとても大きく変化します。そしてその間ずっと、女性ホルモンに大きく支配されています。

女性は本来、ゆったりと過ごしてからだを休ませなければならない性とされています。けれど、今は仕事・家事・育児と、いろいろな役割を果たさなければなりません。

加えて、女性は男性より感受性が強く、月一度の月経もあり、無理をするとホルモンバランスが崩れて不調に陥りやすいのです。

ストレス社会である現代において、ストレスにさらさ

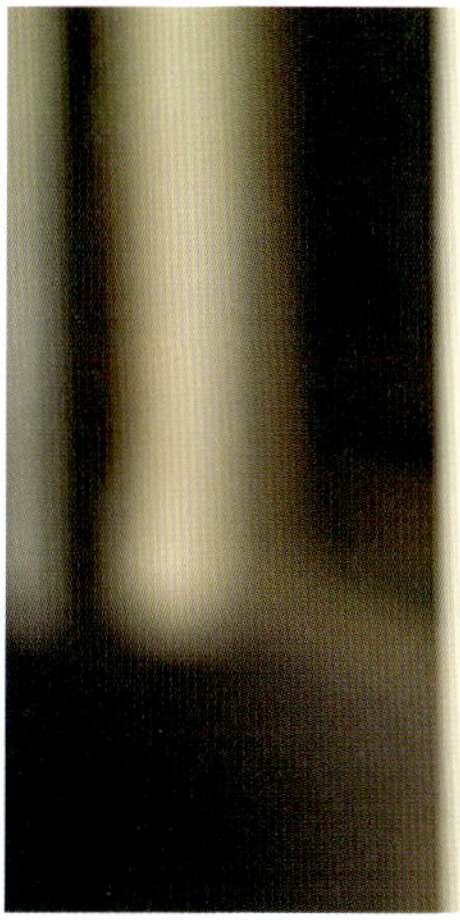

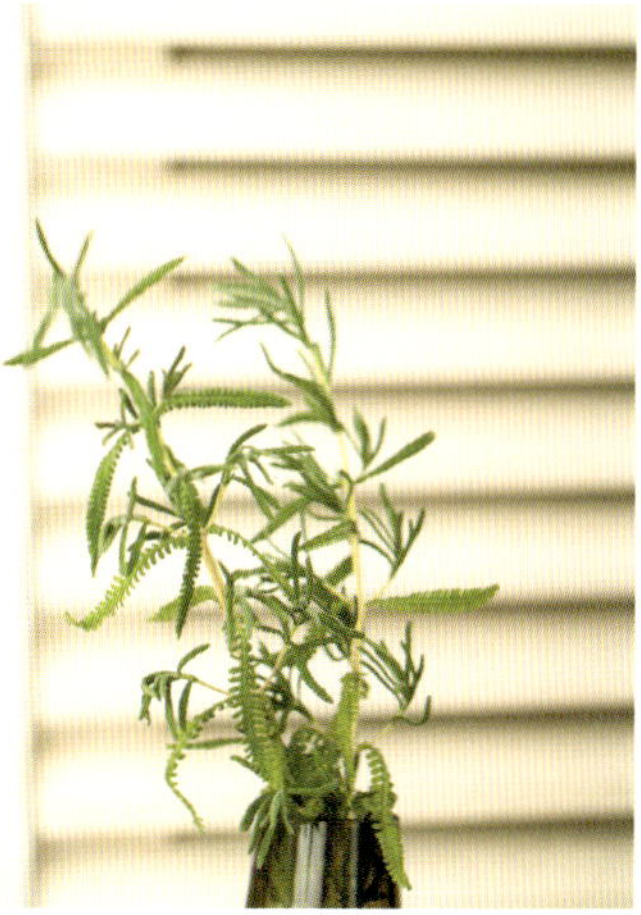

れ続けると、自律神経やホルモンバランスが乱れ、免疫力が落ちて疲れやすくなったり、月経不順や月経痛など、さまざまな症状を引き起こします。

ひどくなるとからだの症状だけではなく、気持ちの浮き沈みなど、こころにも影響が出てきます。

このような自律神経やホルモンバランスの乱れによって起こるさまざまな不調に、自然ぐすりはやさしく寄り添ってくれます。

植物療法は予防医学でもあるので、今は大きなトラブルを感じていないけれど、今後の妊娠、出産、更年期などに備えて、今からからだをととのえておきたいと思われる方にもぴったりです。

1.
塗る

APPLY

皮膚に塗ることで、肌に浸透させ、
毛細血管に植物の油溶性有効成分を
届けることを、「経《けい》皮《ひ》吸《きゅう》収《しゅう》」といいます。
血流に乗って全身をめぐり、効果を発揮します。

精油／オイル／クリーム／バーム／入浴剤など

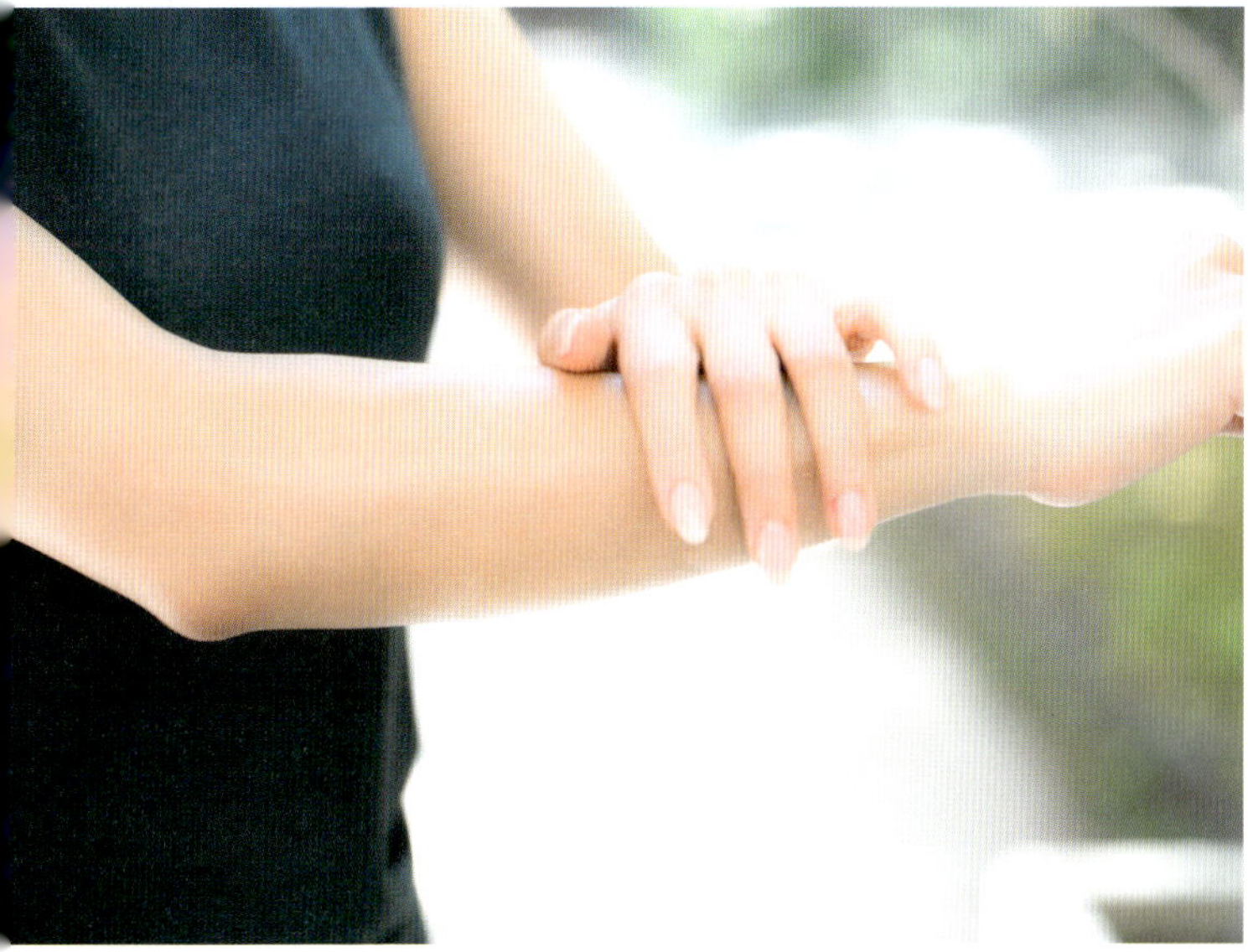

2. 飲む

TAKE

消化器官を通して、有効成分を
吸収させる方法です。飲むと、
胃・小腸などを通りながら吸収します。
もっとも簡単で継続しやすい、
自然ぐすりの基本といえます。

ハーブティー／タンチュメール／カプセル／パウダーなど

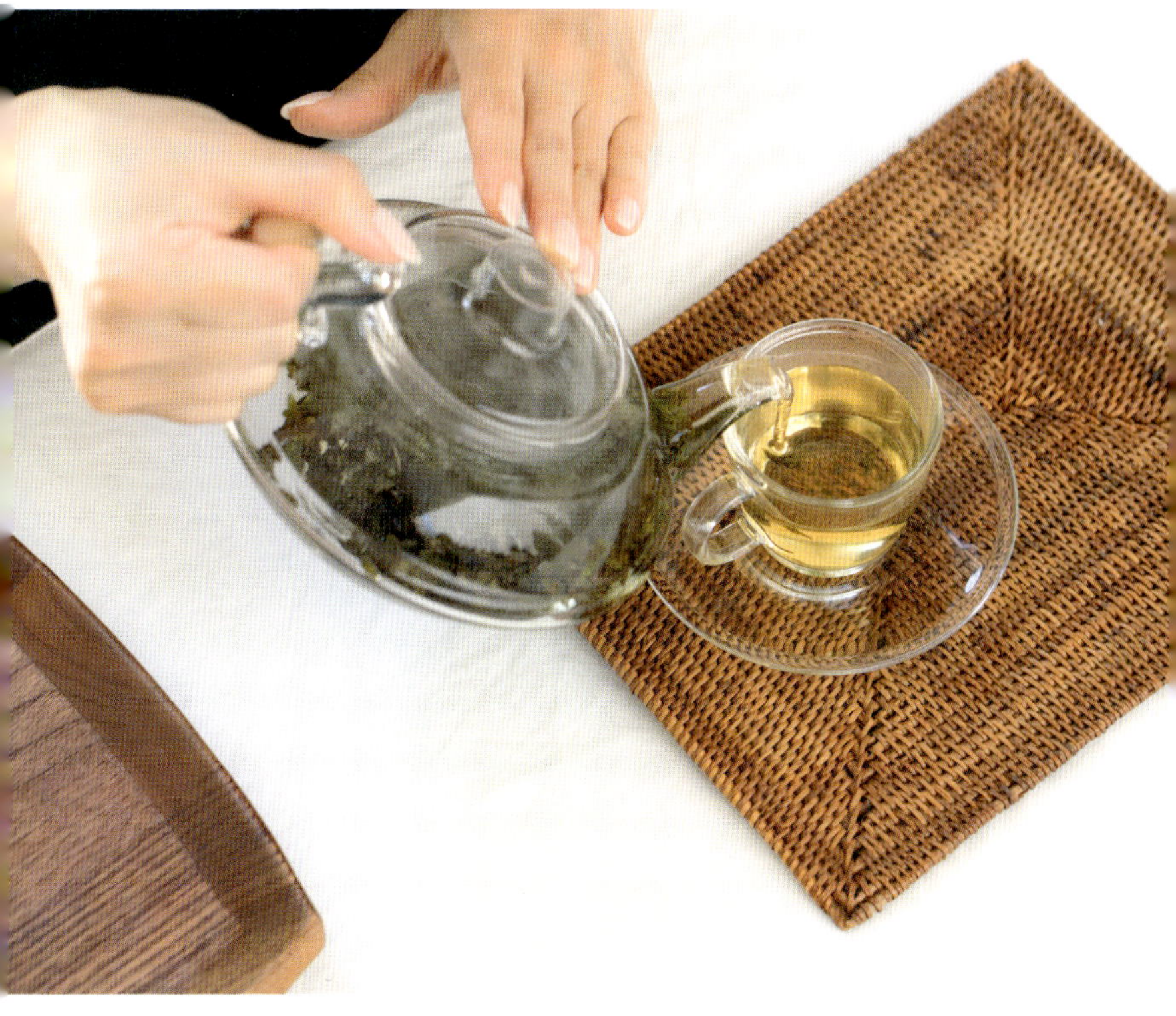

3. 香る

SNIFF

イライラ、気分の落ちこみなど、こころのケアに。
香りを嗅ぐと、 1.5秒で脳へ信号が送られます。
自分の意識とは無関係に本能に働きかけてくれるので、
その香りの性質により、気持ちを上げてくれたり、
自律神経をととのえて落ち着かせてくれます。

ディフューザー／アロマバス／蒸気浴／フレグランスなど

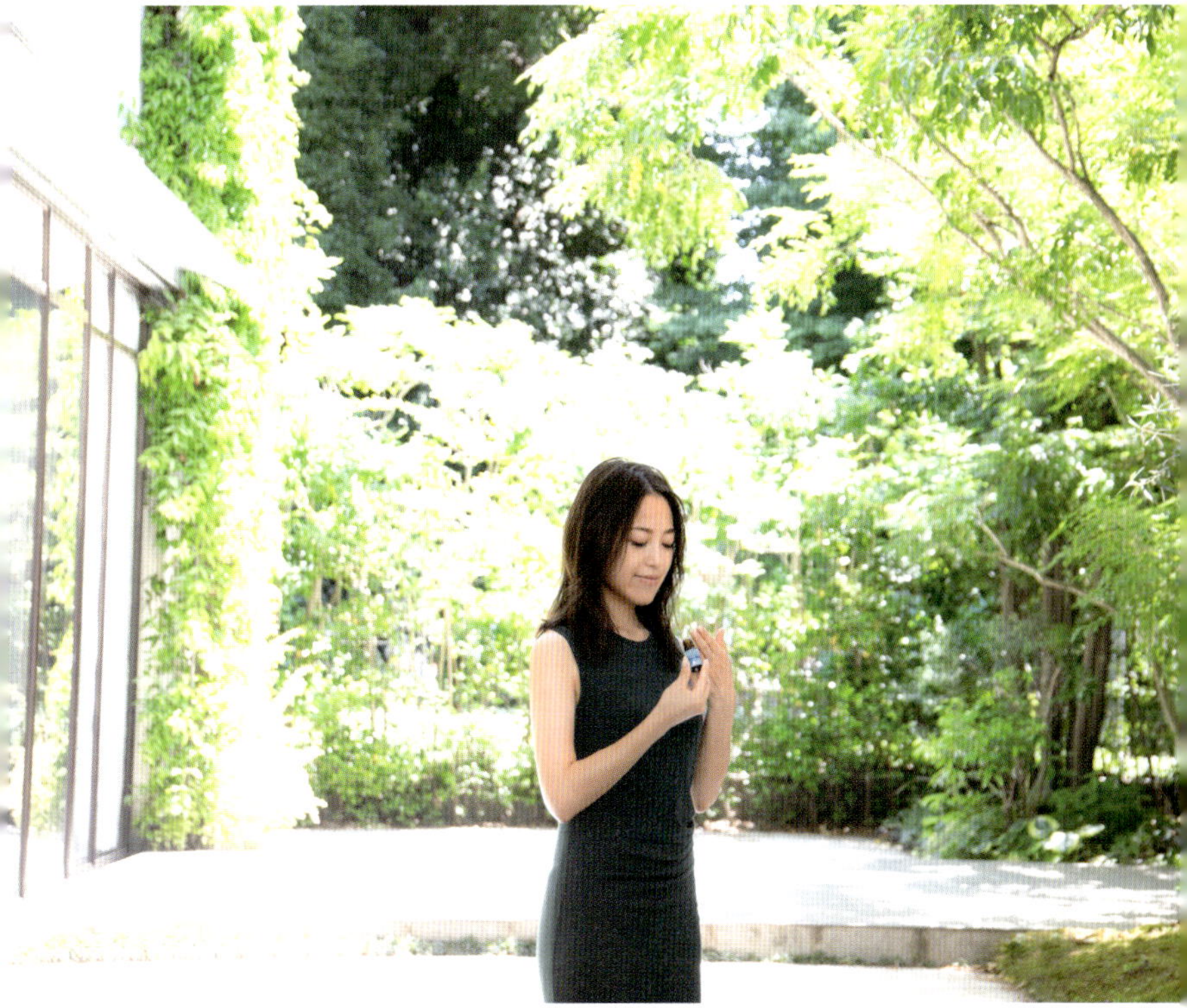

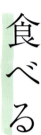

4.

食べる

EAT

野菜や果物など、私たちが摂っている食事も
自然の恵み。薬理効果のあるものを
バランスよく食べることや、
そうした成分をギュッと凝縮したサプリメントなどを
摂ることも、自然ぐすり生活の一部です。

野菜／ナッツ／ドライフルーツ／パウダー／サプリメントなど

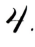

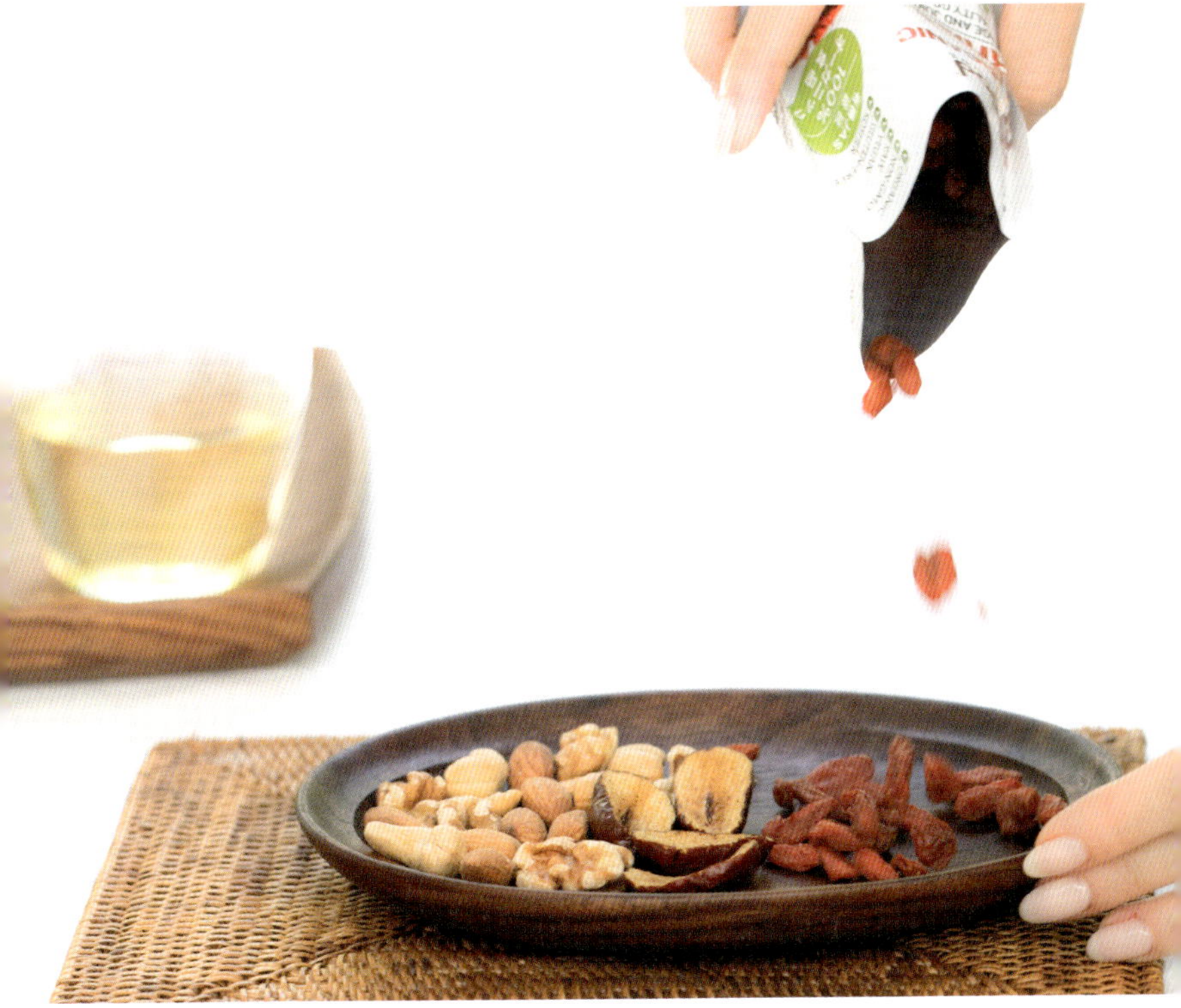

【正しいハーブティーのいれ方】

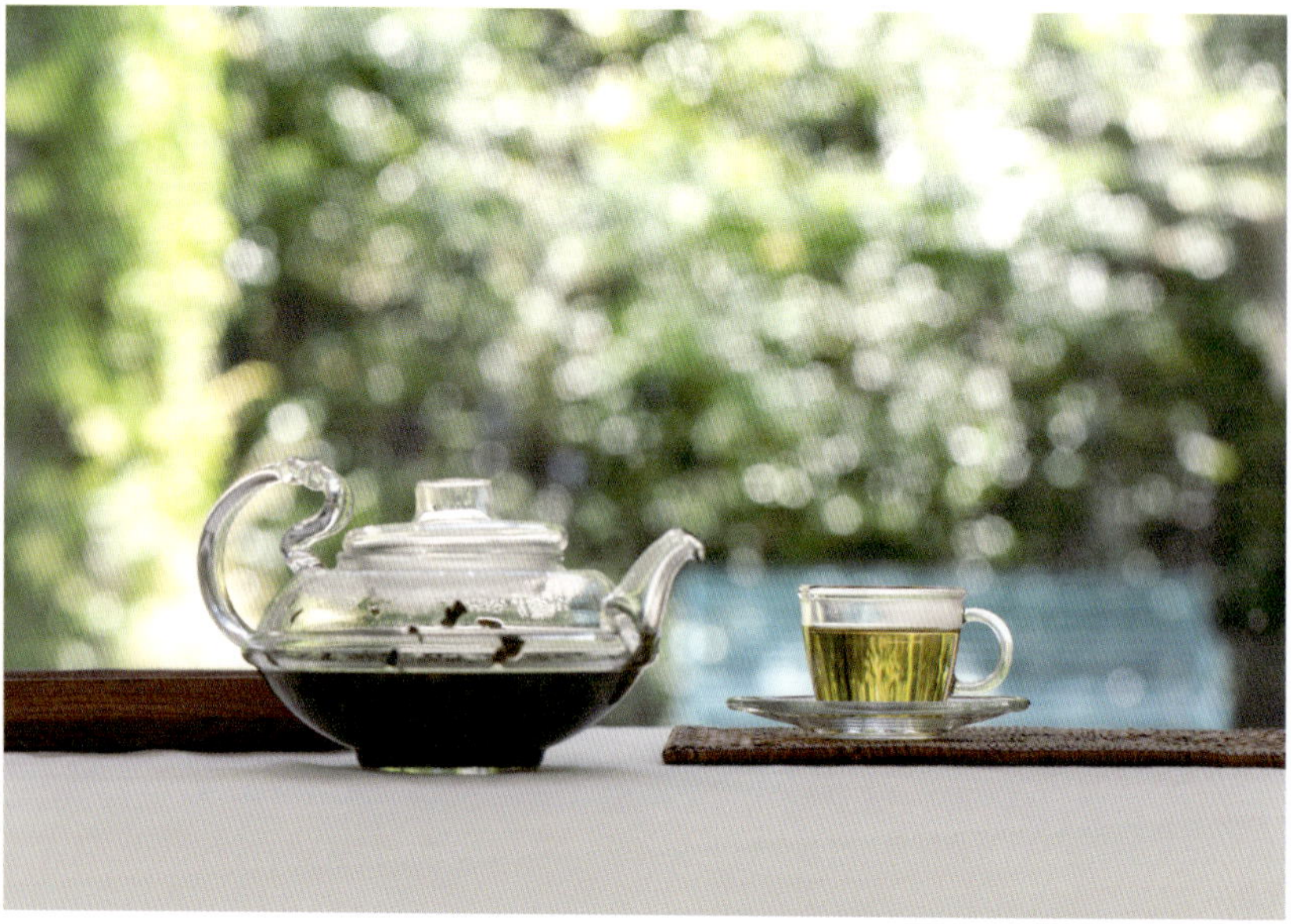

ポットを使ったいれ方

［分　量］

1人分は、200mlのお湯につき、小さじ2〜3杯のハーブが目安。茶葉が泳ぐくらい大きめのポットを使って。

［いれ方］

ハーブを入れたポットに、沸騰させたお湯を注ぎます。成分を逃がさないように、必ずふたをして蒸らすのがポイントです。成分をしっかりと抽出させるため、5〜10分は蒸らしましょう。

※ハーブティーは、フランス語で「ティザンヌ」と呼ばれることもあります。

ティーポットを使い、熱湯を注いで浸出させる方法と、火にかけて煎じる方法の２種類があります。飲むタイミングは、吸収のよい食前の空腹時。口に含んでからゆっくりと飲むことで吸収率がアップします。

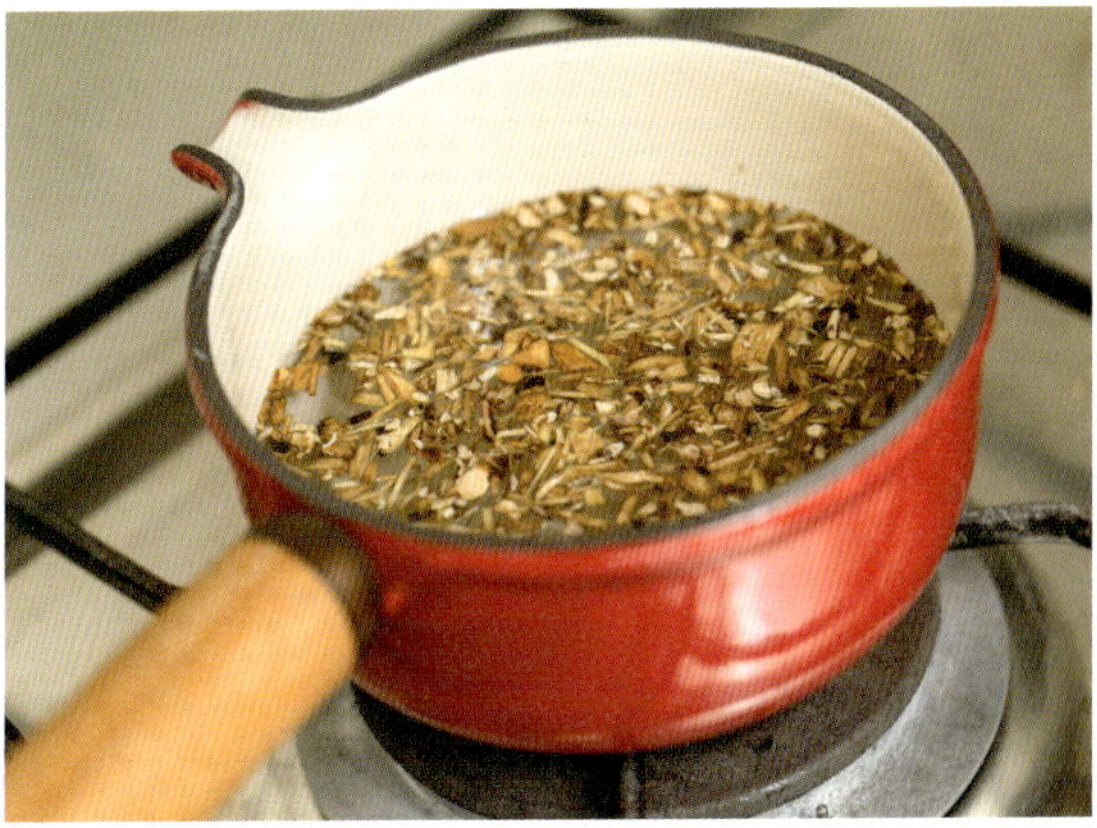

鍋を使ったいれ方

［分　量］

分量はポットのときと同じ。成分を濃く抽出したいときは、ハーブの量を増やすのではなく、煎じる時間を長く。

［いれ方］

根や実、種子など硬い部分は成分が浸出しにくいので、火にかけて抽出します。鍋にハーブと水を入れ沸騰させ、弱火に。ふたをし、5〜20分煮出します（煮出す時間は量によって調節）。茶こしでカップに注ぎます。

自然ぐすりを使うときの禁忌・注意点

● 効果について

本書で紹介する自然ぐすりは、フランス パリ第13大学で教えられている植物療法をベースに、南上夕佳が講師を務める『ルボアフィトテラピースクール』で公開され、本人が実践している植物療法をもとにしています。ただし、医薬品ではありませんので、心配なことがある場合は必ず医師に相談してください。

● 個人差があります

自然ぐすりの効能や作用には個人差があります。また、同じ人が使っても体調によって異なる反応が出る場合があります。

● 子どもや高齢者が使う場合

自然ぐすりはおもに健康な成人を対象としています。子どもやお年寄りが使用する場合は分量を減らすなどの注意をしてください。

● 治療中の場合

持病があり、治療中の方、薬を服用されている方は、必ず医師に相談してください。

● 妊娠中の場合

妊娠している、または妊娠している可能性がある場合は注意が必要なものもあります。医師に相談のうえ使用してください。

● 精油を使う場合はパッチテストを

精油をマッサージなどに使う場合、成分が強いものもあるので必ずパッチテストを行いましょう。腕の内側など、皮膚のやわらかい部分に使いたいオイルを希釈し少量塗り、24時間様子を見ます。かゆみや赤みなどの異常が出た場合は使用を止めてください。

● 精油の品質について

精油は「エッセンシャルオイル」や「アロマオイル」といった名前でも売られていますが、ものによって成分の抽出方法や精製方法にバラつきがあります。肌に使う場合は、できるだけ品質の確かなものを選ぶようにしてください。

【免責事項】

植物療法（フィトテラピー）は、日本では医療行為ではありません。本書に掲載されている内容は、植物の効果効能、心身の不調改善を保証するものではありません。事故やトラブルに関して本書は責任を負いかねますので、あくまでも自己責任においてご使用をお願いいたします。使用に不安のある方は、専門家や専門医に相談することをおすすめいたします。

Chapter 1.

Life with phytotherapy

24時間自然ぐすり生活

24hours with phytotherapy

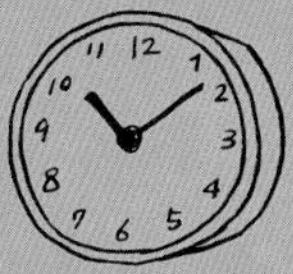

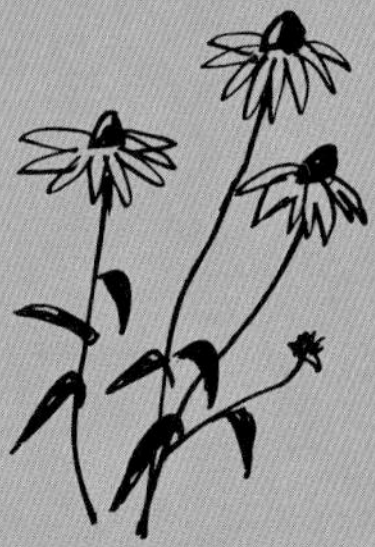

朝から夜まで、私がどんなふうに自然ぐすりを
取り入れた生活をしているかを紹介します。
植物はからだと調和してくれるので、
包括的にケアすることができます。

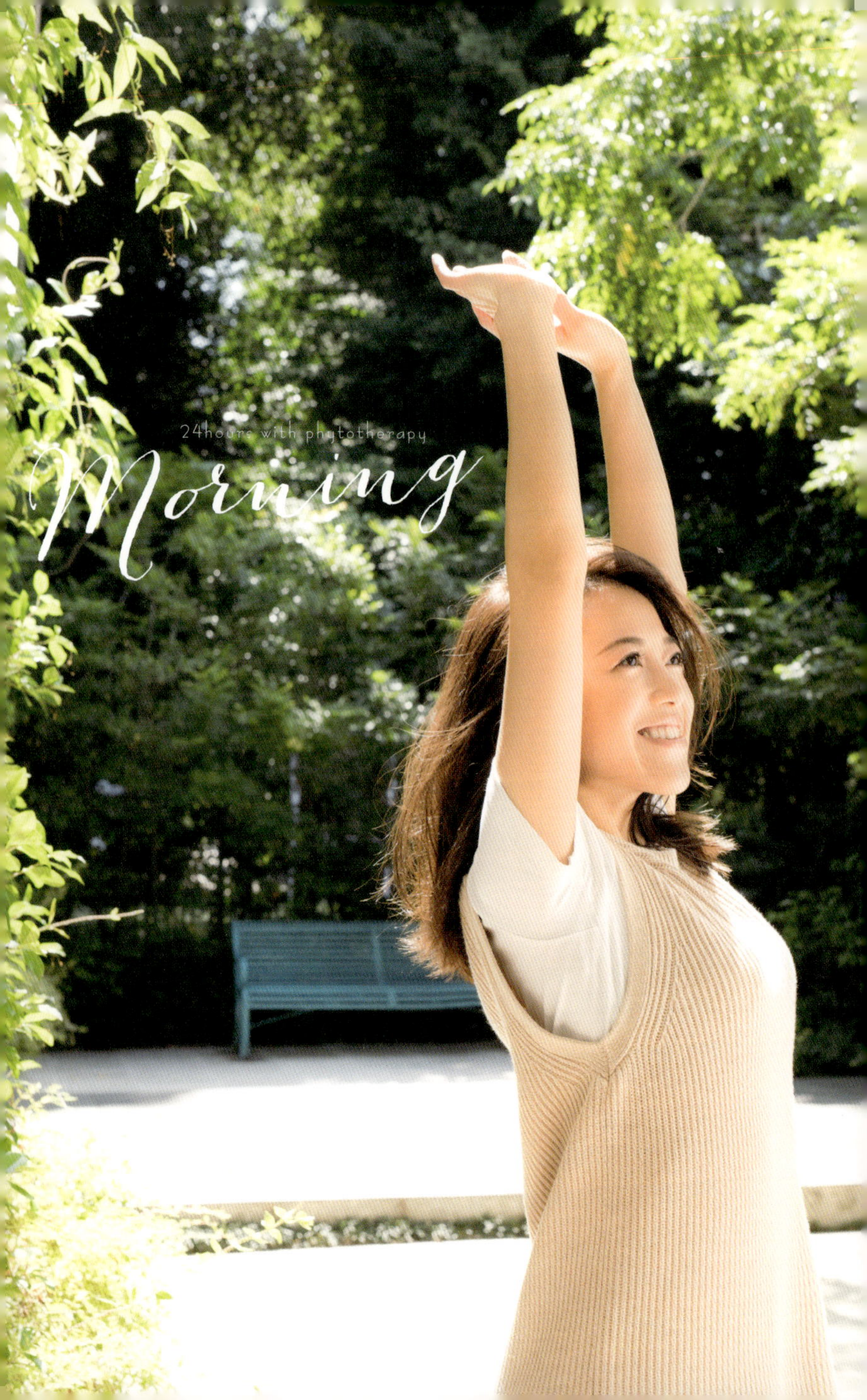
24hours with phytotherapy
Morning

7:00

☑ 朝日を浴びて1日がスタート

朝起きて最初にやることは、カーテンを開けて太陽の光を浴びること。睡眠中にリラックスモードになっていた自律神経を、一気に活動的なモードに切り替えることが目的。ハッピーホルモンのセロトニンも分泌されます。

7:30

☑ 朝は精油の香りで空気を変える

精油の香りを嗅ぐと鼻から脳に伝わり、からだやこころにすぐ作用するので、1日が始まる朝にぴったり。ディフューザーを使ったり、ルームスプレー（つくり方はP51参照）を使ったりして、香りを拡散するのが効果的です。

Nanjo's Select

精油

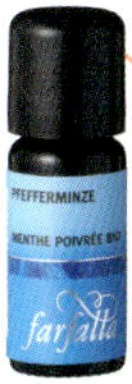

ペパーミント

精神の緊張を和らげながら、やる気を上げてくれる。清涼感のある香りで気分も爽快に。

ファファラ　ペパーミント BIO 10ml 2,250円／ロゴナジャパン

精油

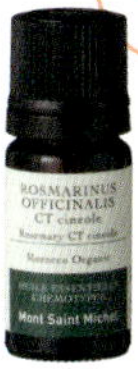

ローズマリー

森林浴をしているような香りの精油。脳の回転をよくする働きがあるので、忙しい日に。

モンサンミッシェル ローズマリー シネオール 5ml 1,400円／サンリツ

精油

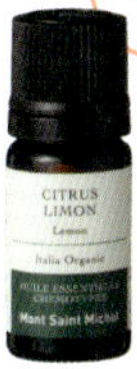

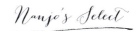

レモン

柑橘系の爽やかな香り。日中に活発になる交感神経をスムーズに優位にしてくれる。

モンサンミッシェル レモン 5ml 1,400円／サンリツ

24hours with phytotherapy

Morning

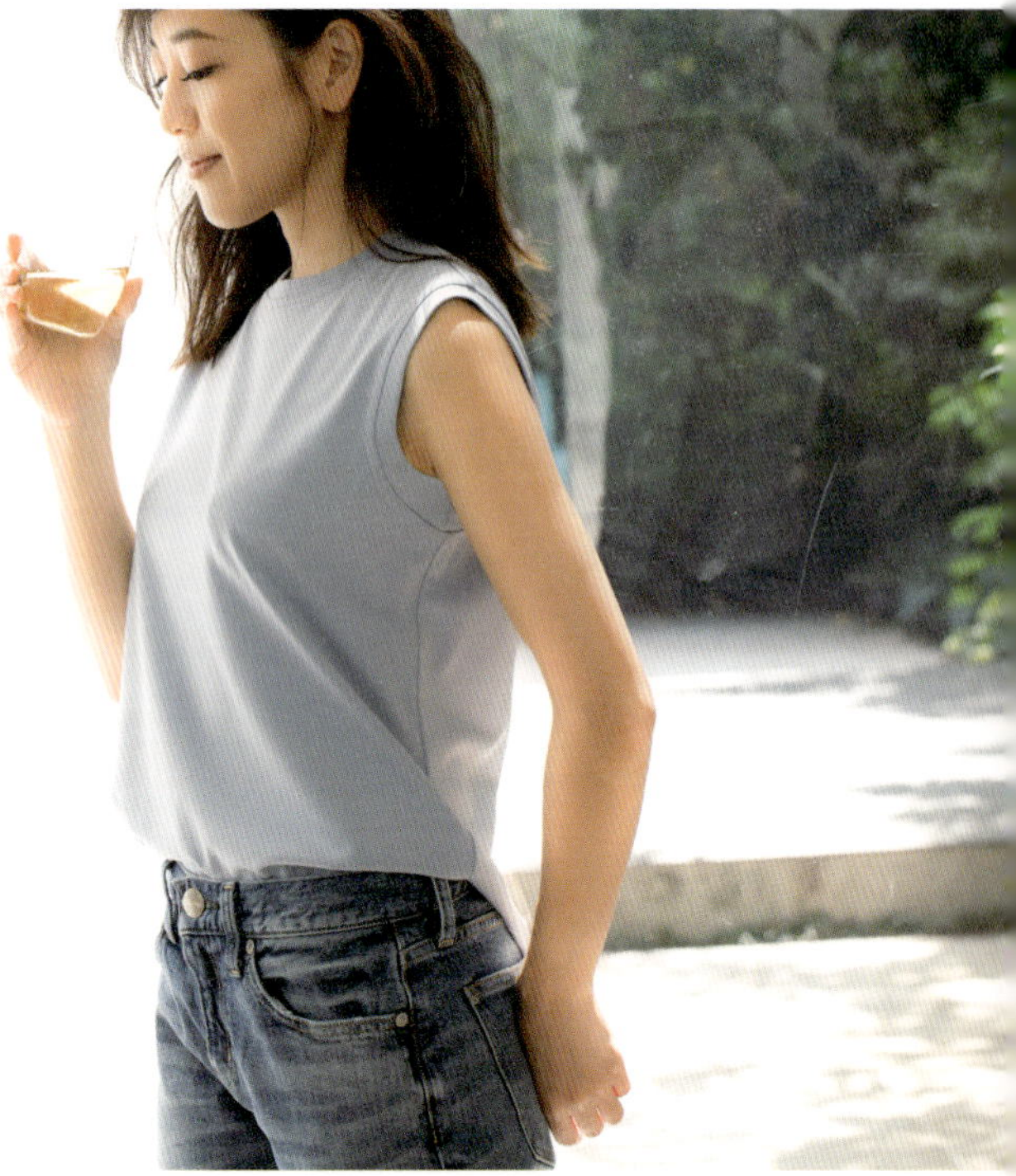

8:00

体調に合わせて飲み物をセレクト

生理前や、忙しい日が続いているなど、そのときの状態に合わせて、タンチュメールやハーブティーを飲んで体調管理。タンチュメールという言葉を初めて聞く人もいるかもしれませんが、水やぬるま湯で割って飲むだけのハーブ抽出液のこと。下で紹介しているもの以外にも、生理中でからだを温めたいときは「ヴァンルージュ」、夜までハードに働きたい日は「ギンコビロバ」、集中力を高めて頭の回転をよくしたい日は「ゴツコラ」、ストレスがかかりそうな日には「エゾウコギ」なども飲用。

Nanjo's Select

タンチュメール

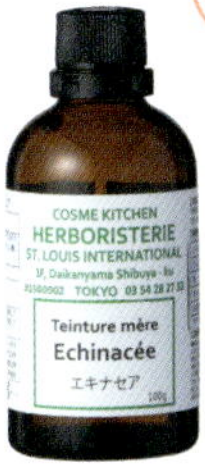

エキナセア

風邪・インフルエンザを予防したいときや、疲労回復したいときに。花粉症対策にも。

エルボリステリア　タンチュメール エキナセア 100g 2,600円／コスメキッチン

タンチュメール

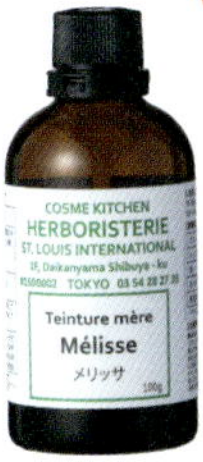

メリッサ

忙しくても元気に過ごすためのお守り的存在。精神バランスやホルモンバランスに。

エルボリステリア　タンチュメール メリッサ 100g 2,600円／コスメキッチン

※「タンチュメール」とは、ハーブをアルコールやグリセリンなどに漬けてできた抽出液のこと。「チンキ」と呼ばれることもある。

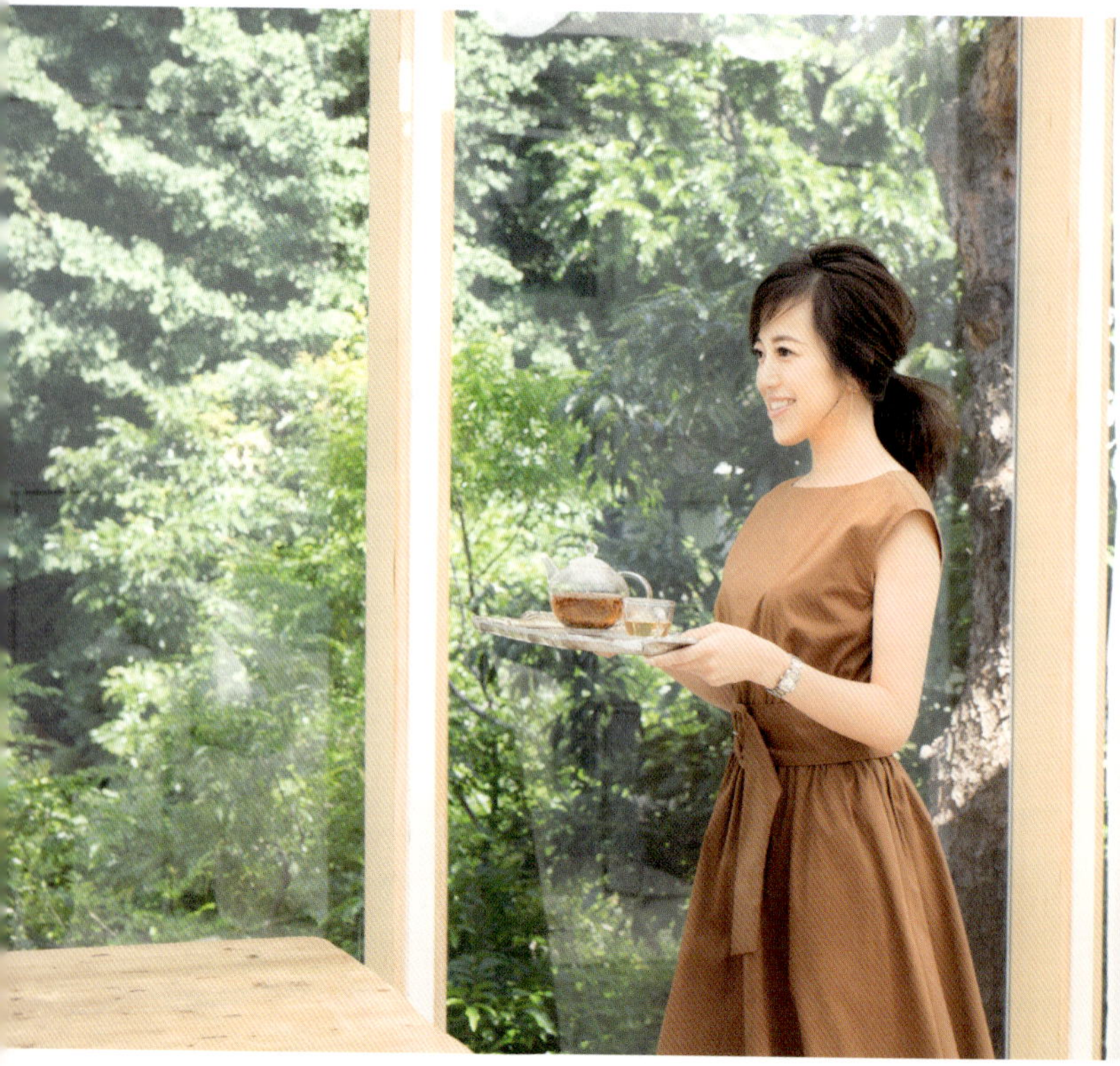

24hours with phytotherapy

Office

9:00

オフィスでお客様に自然ぐすりのお茶を

オフィスではコーヒーの代わりに、季節に合わせたハーブティーを取りそろえています。「春」は花粉症やアレルギー対策、「夏」はシミ予防や夏バテ対策、「秋」は季節の変わり目に免疫力アップ、「冬」は冷え予防など。

お茶

春 Spring

ネトル

血をきれいにする効果がある。冬に溜め込んだ毒素を排出して、からだのデトックス。

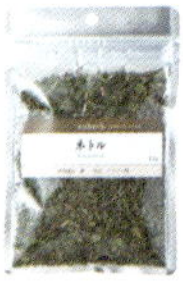

ハーブティー　ネトル15g 450円／ハーブ専門店enherb

バードック

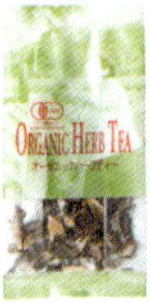

ごぼうのこと。ダイエットによいと人気のごぼう茶は、利尿作用でむくみと便秘に効果が。

ハーブティー　有機バードックルート（ごぼう）15g 500円／生活の木

夏 Summer

ハイビスカス

夏の疲労回復に欠かせないクエン酸を多く含む。夏バテによる食欲不振にもおすすめ。

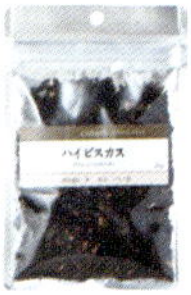

ハーブティー　ハイビスカス 25g 650円／ハーブ専門店enherb

ローズヒップ

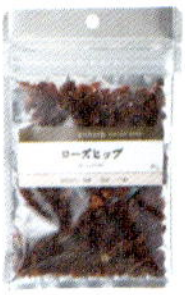

ビタミンCはレモンの30倍。夏の紫外線対策に。左のハイビスカスとブレンドもおすすめ。

ハーブティー　ローズヒップ 30g 780円／ハーブ専門店enherb

秋 Autumn

エキナセア

白血球を増やして、免疫力を高める効果が。抗菌力で風邪のウイルスに抵抗。

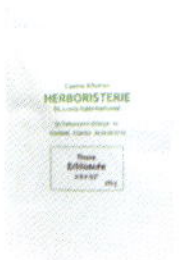

エルボリステリア ティザンヌ エキナセア 100g 3,200円／コスメキッチン

ラズベリーリーフ

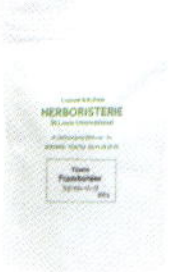

のどや鼻の乾燥に、粘膜を保護して粘液を出し、潤いが続くことで免疫力をアップ。

エルボリステリア　ティザンヌ ラズベリーリーフ 100g 2,600円／コスメキッチン

冬 Winter

エルダーフラワー

インフルエンザの特効薬といわれるハーブ。発汗作用で体温を高めて、免疫力をアップ。

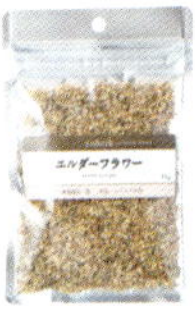

ハーブティー　エルダーフラワー 15g 550円／ハーブ専門店enherb

ヴァンルージュ

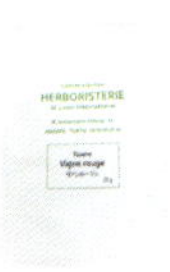

血行をよくしたり、血管を強くする働きがある。子宮の冷えも改善してくれる。

エルボリステリア ティザンヌ ヴァンルージュ 70g 2,500円／コスメキッチン

Office on the desk

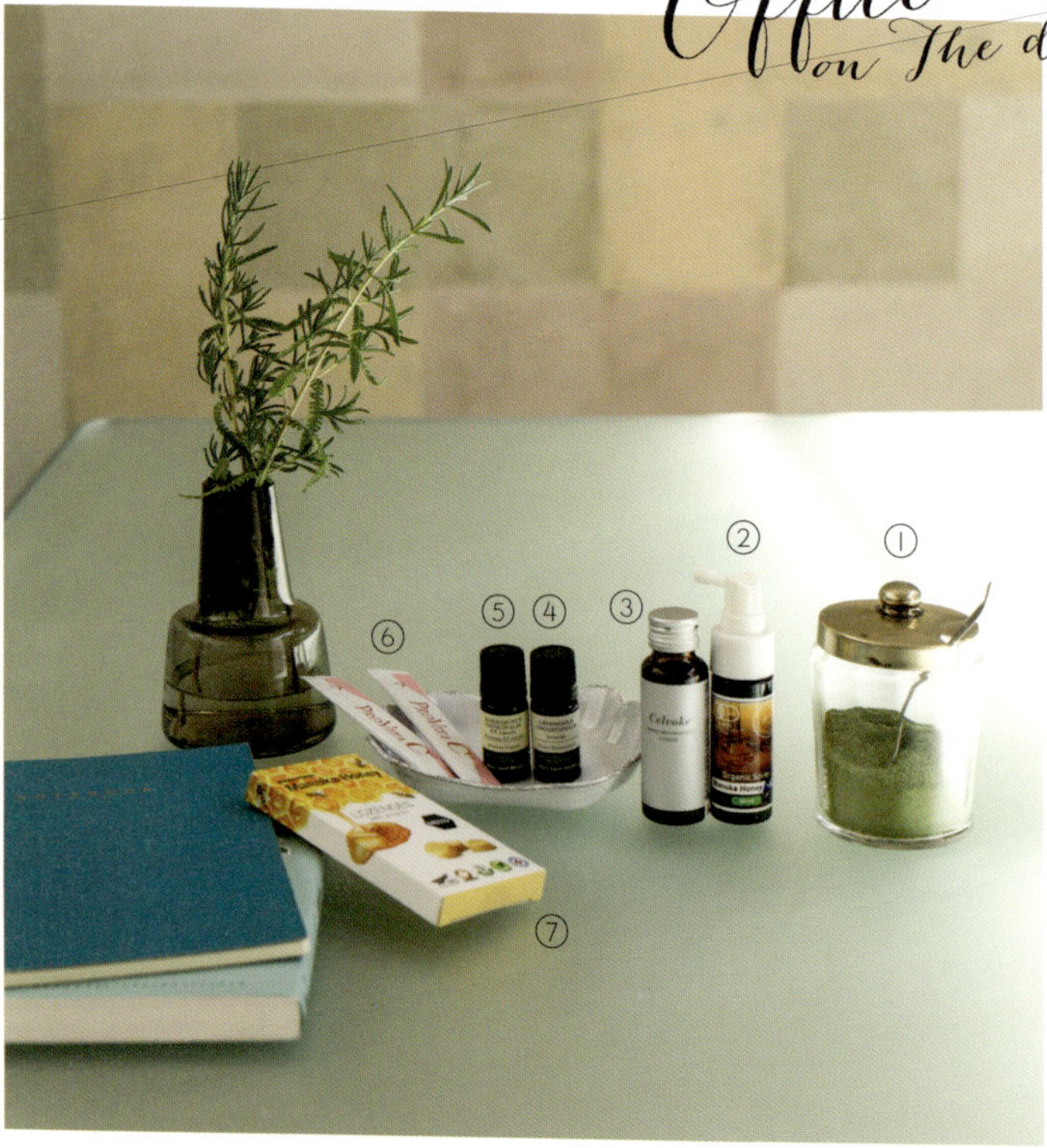

①脳の神経細胞を活性化して頭の回転を速くしてくれる。入れ物は私物。ゴツコラ(ツボクサ)のパウダー 30g 2,667円／伊豆大島 しまのだいち
②のどを潤し抗菌・抗炎症効果がある。メイド オブ オーガニクス マヌカハニー＋アズレンスプレー 25 ml ミント 1,400円／たかくら新産業
③ツバメの巣の成分が記憶力を上昇させてくれる。美肌にも。インナー リサージェンス リキッド 1本入り 30ml 2,600円／セルヴォーク
④⑤精油は香りを嗅ぐために常備。「ラベンダー」はオーバーヒートした頭をクールダウン、「ローズマリー」は集中力をアップ。モンサンミッシェル 真正ラベンダー 5 ml 1,900円、ローズマリー シネオール5 ml 1,400円／ともにサンリツ
⑥ハードワークが続いたとき、疲れやストレスによって生まれる活性酸素をビタミンCが除去。プロビタC 120g（2.0g×60包）5,714円／アスコルバイオ研究所
⑦のどが少しイガイガするときのレスキューアイテム。マックスハニー オーガニック マヌカロゼンジ(プロポリス入) MG110＋ 8粒入り 2,000円／おもちゃ箱

10:00

デスクにも自然ぐすりを常備

「オフィスのデスクにも、自然ぐすりをいろいろと取りそろえています。なんだか風邪っぽくなってきた、今日は予想以上に忙しくてパワーが不足してきた……というときにも、すぐに対処することができます。」

Nanjo's Select

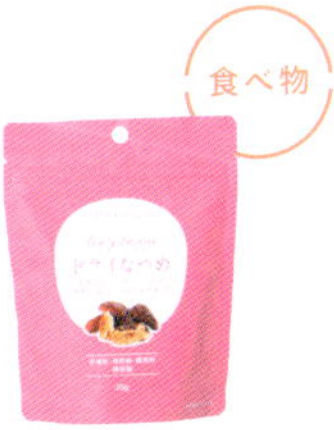

④

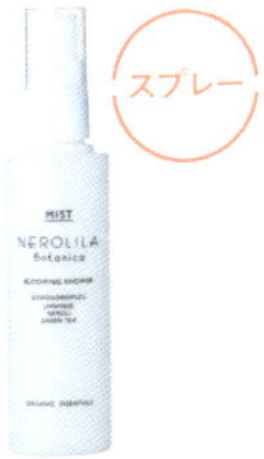

③

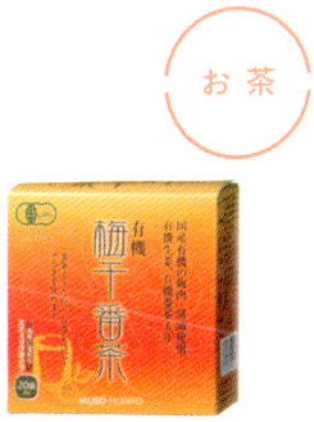

②

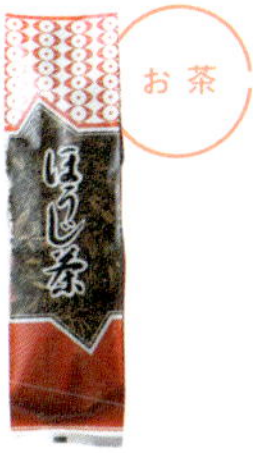

①

①

ほうじ茶

ハーブティー以外では、カフェインが少なく血管を拡げる効果のあるほうじ茶などを。

ほうじ茶 100g 800円／川本屋茶舗

②

梅醤番茶

お肉を食べるときや、おやつのお供に。梅がアルカリ性と酸性のバランスを保つ。

有機・梅干番茶スティック160g（8g×20袋）1,500円／無双本舗おばあちゃんの知恵袋

③

ブルーミングシャワー

仕事で疲れたときにシュッとひと吹き。ネロリの香りで、がんばる気持ちがわいてくる。

ネロリラ ボタニカ ブルーミングシャワー 100ml 3,600円／ビーバイ・イー

④

ナツメ

天然の甘味でおやつに最適。疲労回復、美肌、血液をつくる働きが。

ベジキッチン ビューティースナッキング ドライなつめ 20g 420円／ビーバイ・イー

24hours with phytotherapy

Seminar

11:00

セミナー前に集中力アップ！

「セミナーのときは言葉がすらすらと出てくるよう、30分くらい前に「ギンコビロバ」のタンチュメールを1杯。脳の毛細血管を広げて、頭の回転をよくしたり、集中力を高めてくれます。ドイツでは認知症予防薬として認可され、広く使用されています。」

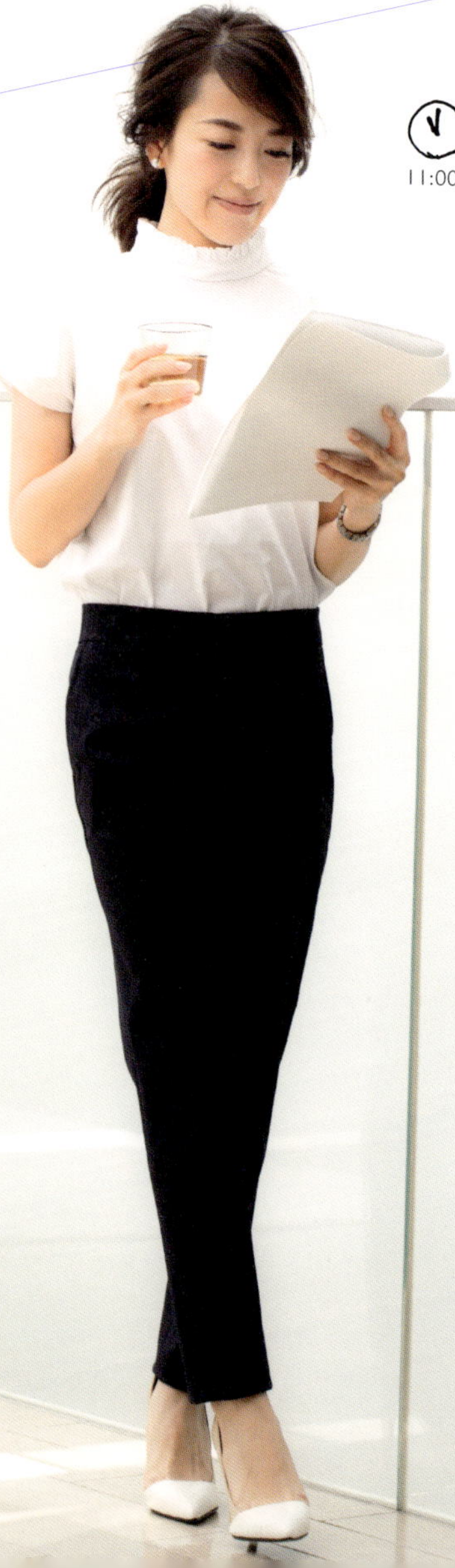

タンチュメール

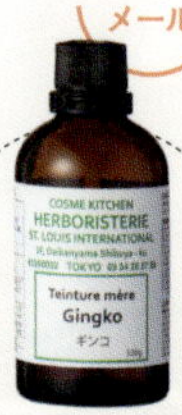

ギンコビロバ

イチョウの葉（ギンコビロバ）からとれるエキス。タンチュメールなら外出先でも。

エルボリステリア タンチュメール ギンコ 100g 2,600円／コスメキッチン

ランチ前に血糖値を調整

12:00

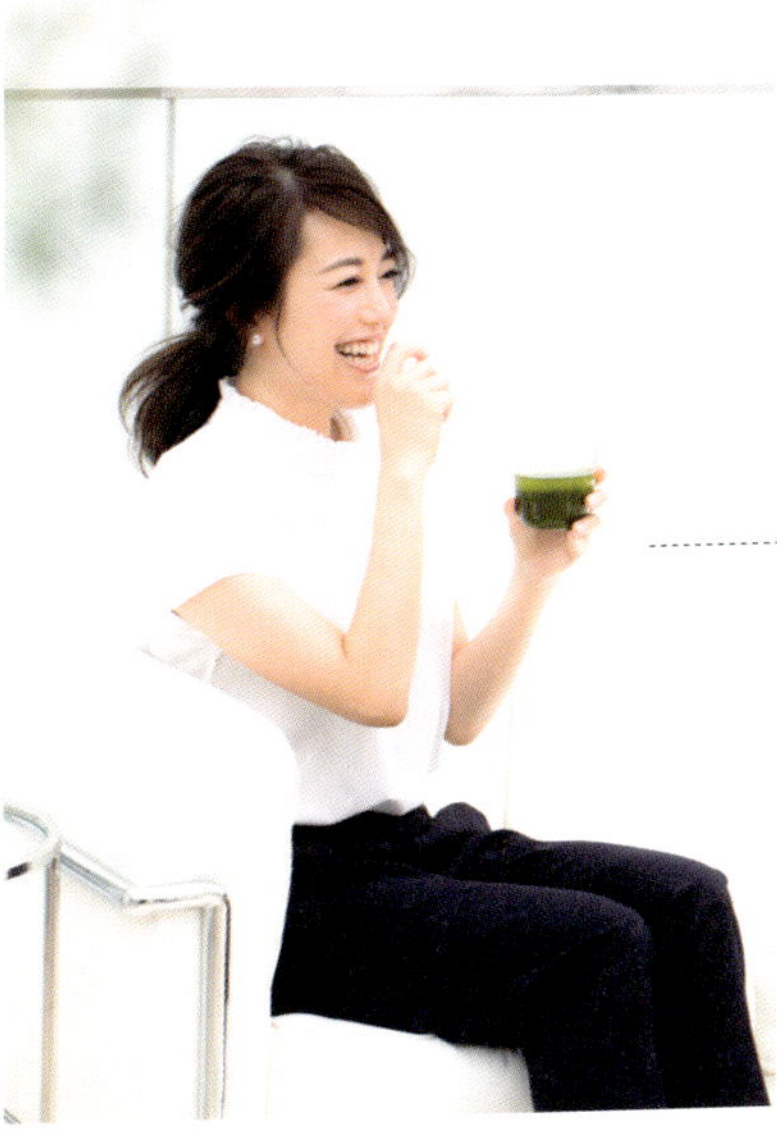

「さまざまな病気の原因となる、血糖値の急激な上昇を防ぐために、食事の前や、甘いものを食べる前に飲んでいます。糖尿病予防にも。」

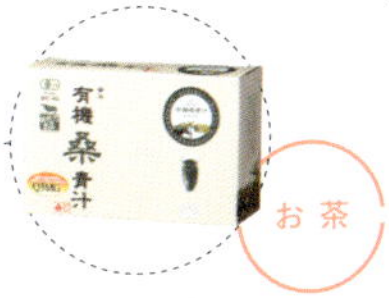

桑の葉

水やお湯にサッと溶いて飲めるスティック状のパウダー。別名はマルベリーリーフ。

島根桜江 有機桑青汁 90g（3g×30包）3,500円／桜江町桑茶生産組合

仕事の合間に香りで深呼吸

15:00

「気持ちを切り替えたいとき、ちょっと息抜きしたいときは、香りの力を借りて。ロールオンタイプのオイルを手首に塗りリフレッシュ。」

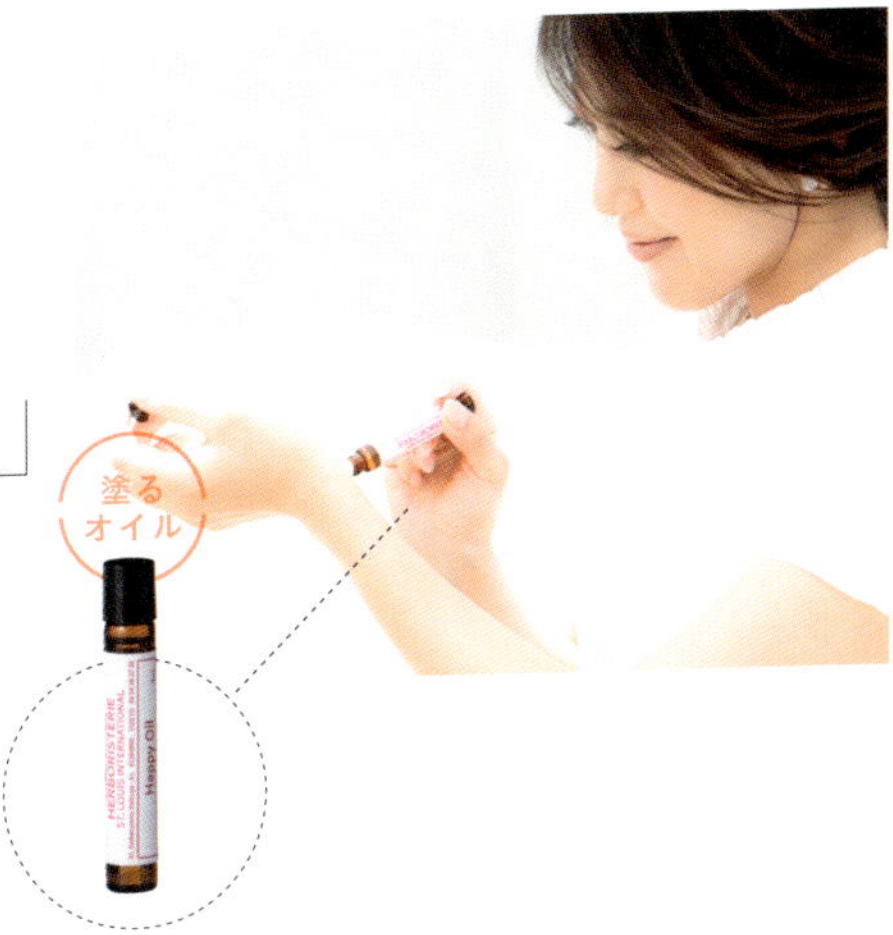

ハッピーオイル

緊張をゆるめてくれるホーリーフや、気持ちの切り替えに有効なゼラニウムの香り。

エルボリステリア Happy Oil 9ml 2,300円／コスメキッチン

24hours with phytotherapy

Evening

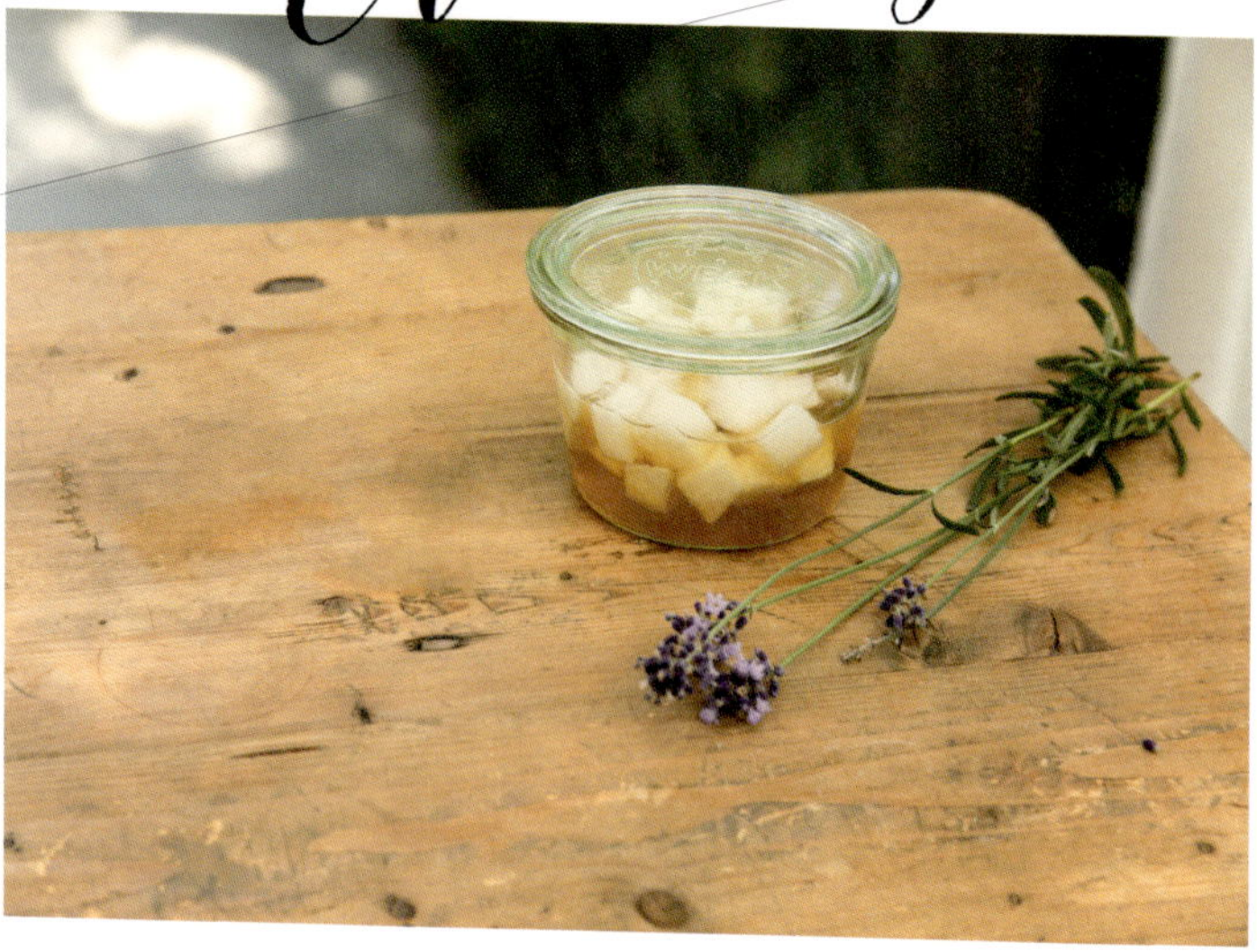

17:00

のどが疲れた日は、はちみつ大根

のどが痛いときやイガイガするときは、手づくりのシロップを。大根に含まれる消化酵素のジアスターゼがはちみつに溶け出し、はちみつの保湿・抗菌作用、大根の消炎作用がのどの炎症を鎮めてくれます。はちみつなので１歳以下の子どもにはNG。保存は冷蔵庫で約２日。

つくり方

1. 大根をさいの目に切る。
2. 容器に1の大根を入れ、大根がひたるくらいはちみつを注ぐ。
3. 冷蔵庫で2～3時間寝かせる。

※大根は、成分がはちみつに溶け出しているので食べなくてOK。

食べ物

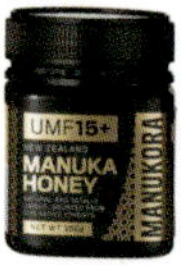

マヌカハニー

殺菌・抗菌力を示す数値、UMFは高いほど効果が高い。日常使いならUMF10以上を。

マヌコラ マヌカハニー UMF15＋ 250g 7,700円／ピープル バイ コスメキッチン

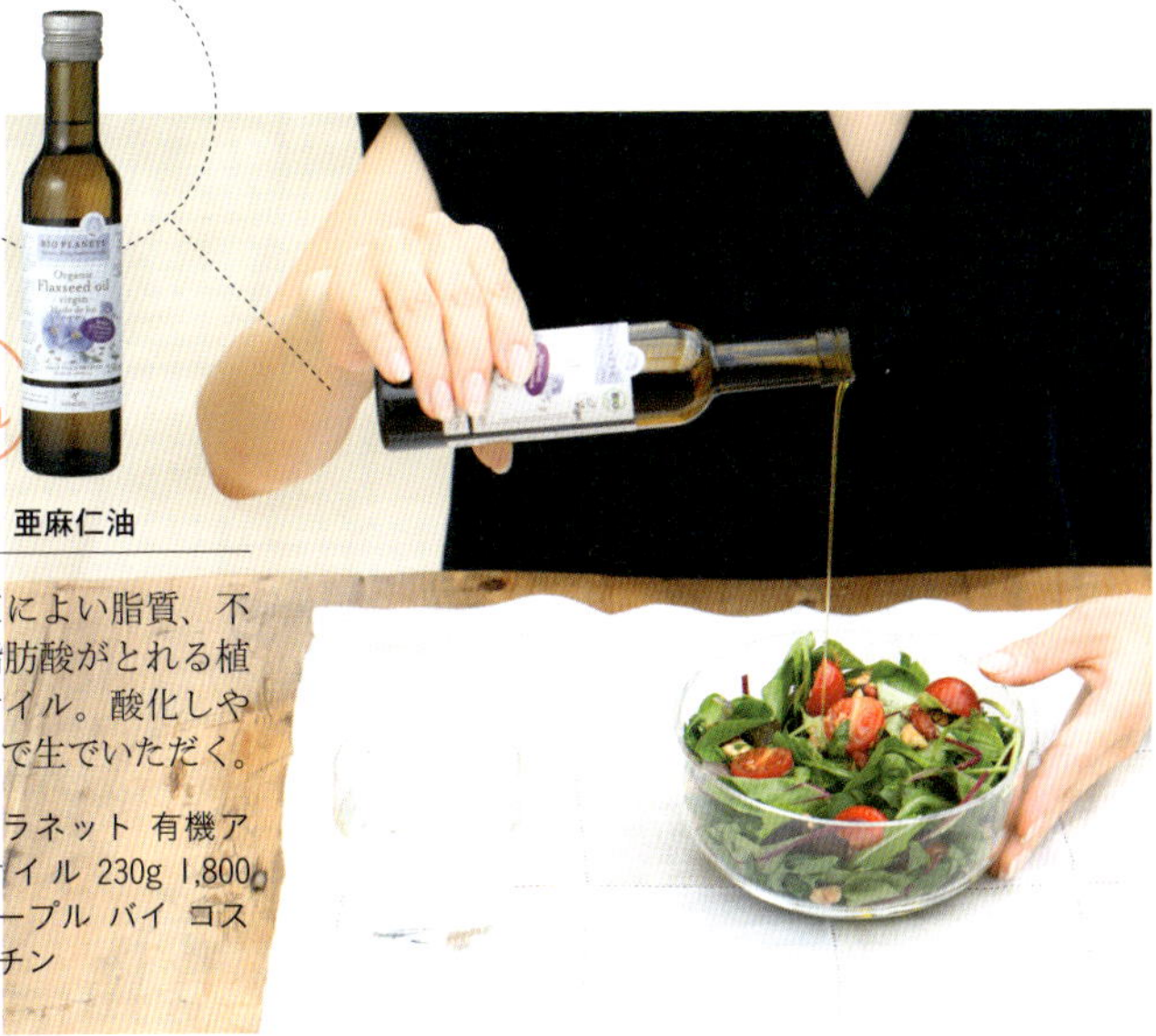

食用オイル

亜麻仁油

からだによい脂質、不飽和脂肪酸がとれる植物性オイル。酸化しやすいので生でいただく。

ビオプラネット 有機アマニオイル 230g 1,800円／ピープル バイ コスメキッチン

19:00

☐ 夕食には良質なオイル＆栄養を

「オメガ3系脂肪酸のα-リノレン酸が豊富で、血液をサラサラにしてくれ、美肌をつくる亜麻仁油をドレッシングとして取り入れます。また、たんぱく質は筋肉やホルモンの生成など、からだの構成に必要な栄養素なのでこまめに。特に運動した日は、プロテインを摂取します。」

食べ物

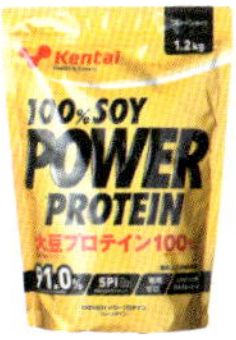

ソイプロテイン

大豆由来の植物性たんぱく質。豊富なアミノ酸が成長ホルモンの材料になり疲労回復に。

100％ SOYパワープロテイン プレーンタイプ 1.2kg 5,200円／健康体力研究所

Night

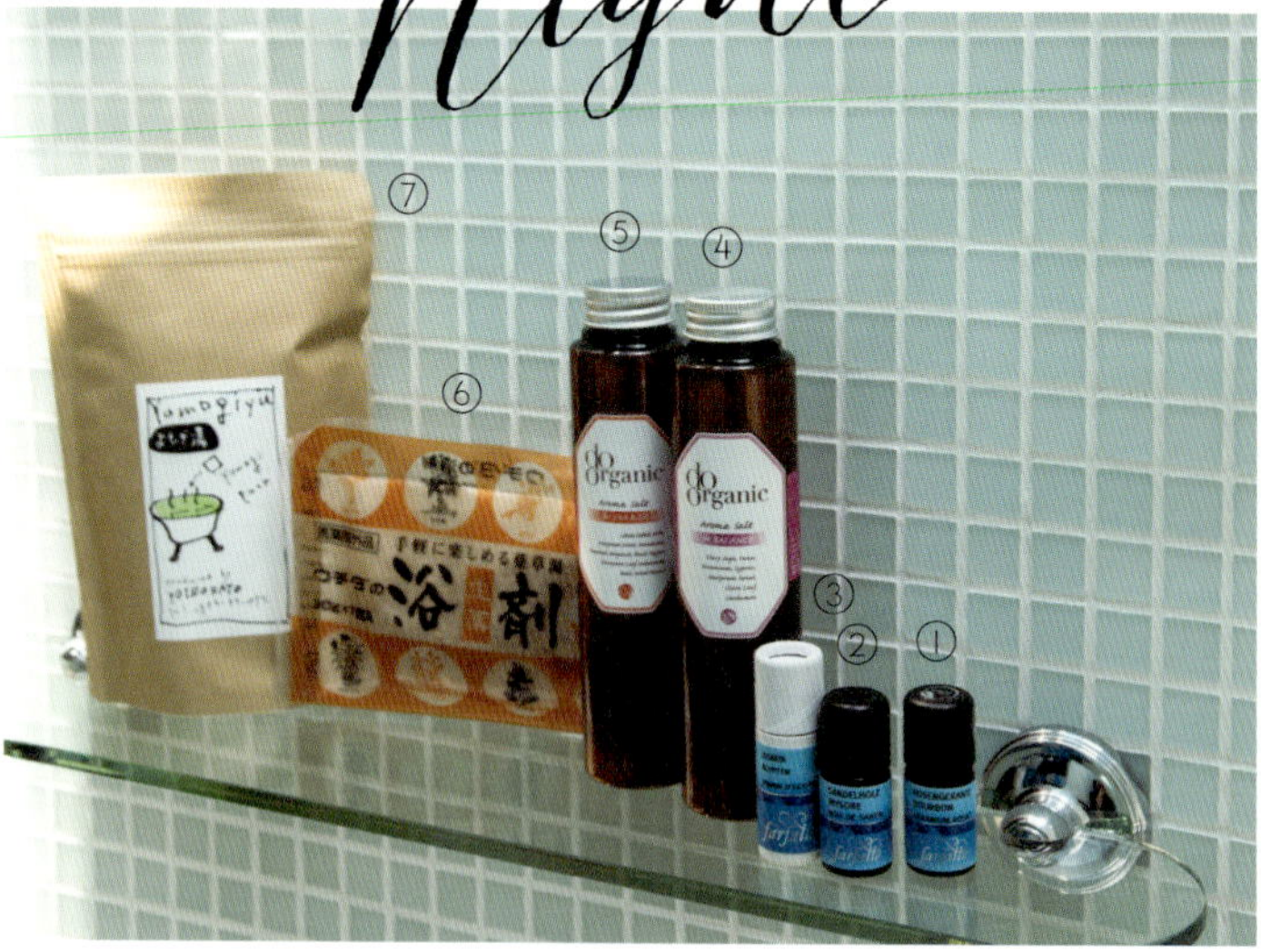

21:00

バスソルトや薬湯でリラックス

「からだもこころもリラックスするバスタイムは、楽しみながら、手軽に効果を実感できる絶好の時間。みるみる、神経がゆるんでくるのがわかります。」

①②③精油は、粗塩に好きな香りを数滴垂らしてつくるバスソルトや芳香浴に使用。「ゼラニウム」は神経バランスをととのえたいとき。「サンダルウッド」は深くリラックスしたいとき。「ジャスミン」は女性ホルモンの調整をしたいときに。ファファラ ゼラニウム・ブルボン5ml 2,050円、サンダルウッド・ミソーレ 5ml 9,000円、ジャスミン・エジプト 1ml 4,200円／以上ロゴナジャパン
④⑤フィトテラピストが監修しているため香りが絶妙。「バランス」は月経前に。「エナジー」は気力を補って前向きな気持ちになりたいときに。ドゥーオーガニック アロマ ソルト フォー バランス 300g 2,000円、アロマ ソルト フォー エナジー 300g 2,000円／ともにジャパン・オーガニック
⑥8種類の天然の生薬を使用しているためからだが芯から温まり、血行を促進してくれる。ウチダの浴剤 300g（30g×10包）2,200円／ウチダ和漢薬
⑦よもぎの成分、クロロフィルが血をきれいに。よもぎ湯 7パック入 649円／ゆいの里　※⑥⑦は鍋で煮出してから浴槽に入れています。

22:00

入浴後は軽くマッサージ

「精油の入ったクリームで肌を保湿しながら、脚をマッサージして疲れを取ります。お風呂上りは温まっているので吸収率アップ（マッサージ方法はP98参照）。」

ヒップ&レッグクリーム

ギンコビロバやローズマリーなど、植物の有効成分が約30種類入ったクリーム。むくみ、冷え、セルライトなどに。

アンティーム　ヒップ&レッグケアクリーム 100g 5,000円／サンルイ・インターナッショナル

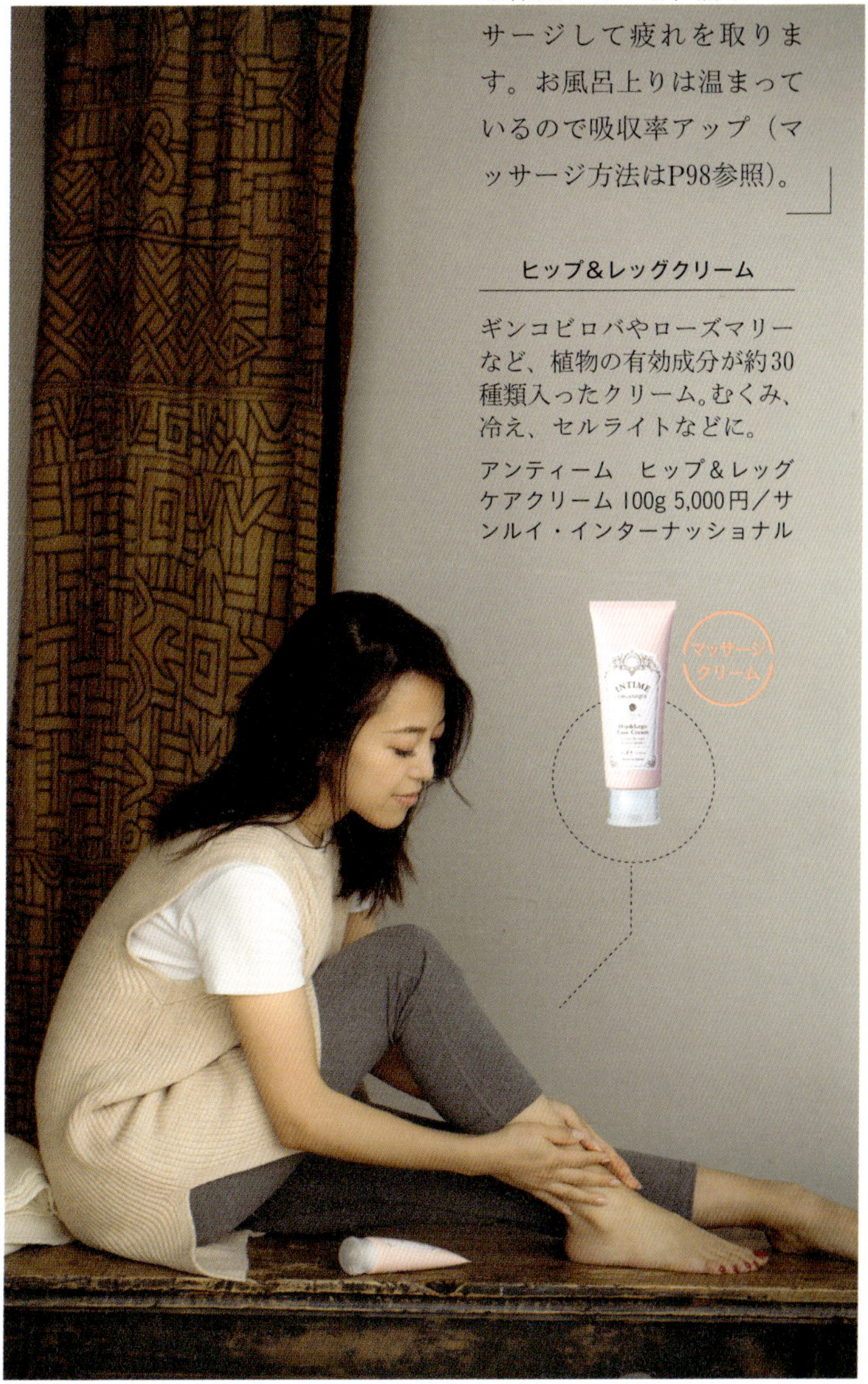

Night

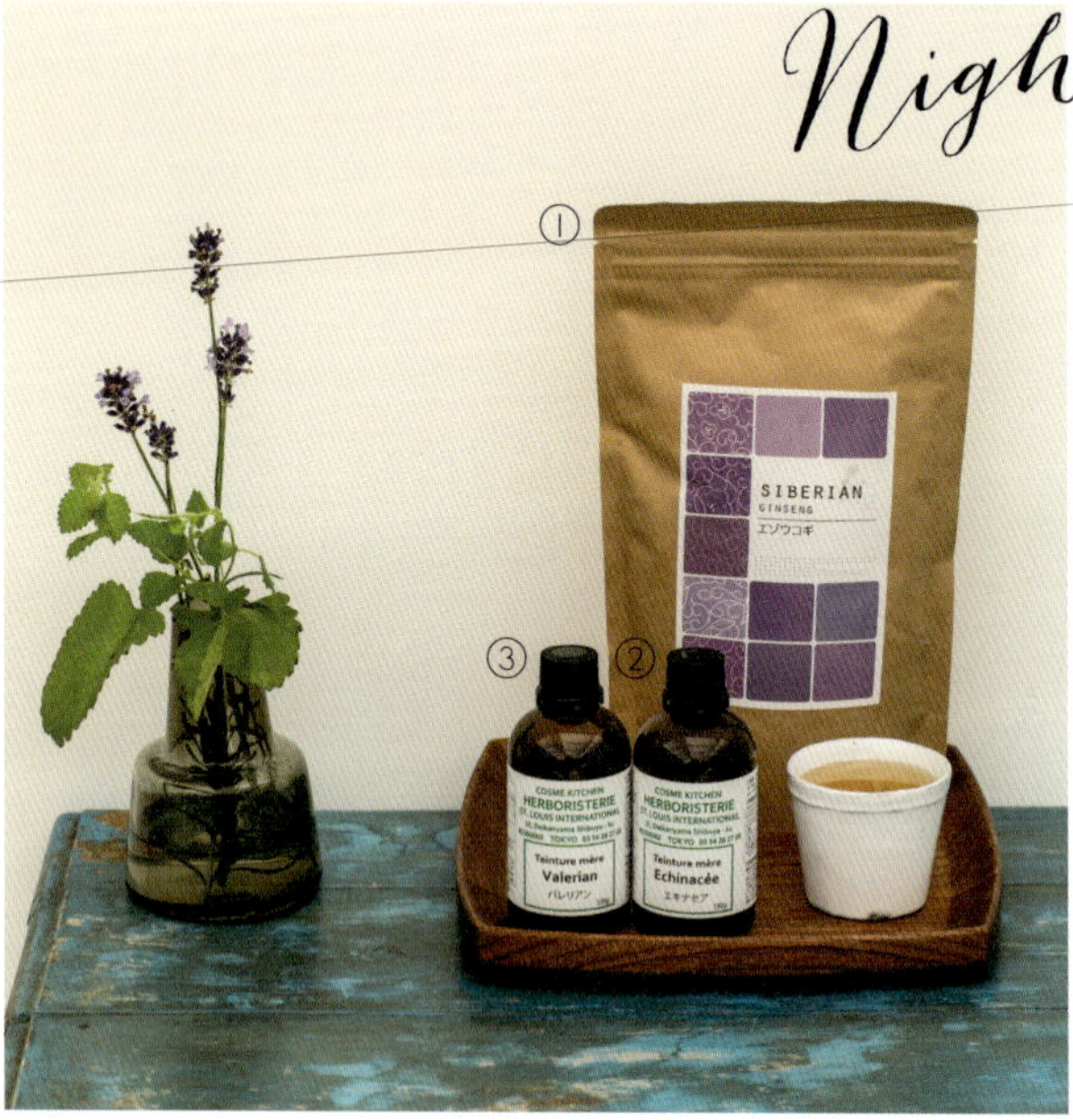

22:30

寝る前に飲む自然ぐすり

疲れたときや眠れないときなど、その日の体調に合わせて、寝る前にタンチュメールやパウダーを飲むこともあります。睡眠薬ではないので、次の日の朝すっきりと目覚める効果もあり、安心して飲んでいます。

①ストレスから守ってくれるホルモン、コルチゾールをサポートするので、ストレスで睡眠不足という人に。10分ほど煮出して飲む。マクロヘルス® エゾウコギ 200g 2,200円／プレマ
②③タンチュメールは水で薄めて簡単に飲める。「エキナセア」は疲労回復を促す。「バレリアン」は考え事が頭から離れなくて眠れないときにぴったり。30分〜1時間でコテッと寝ているはず。睡眠が数時間しか取れないという日でも深く眠れ、目覚めもよくなるという効果も。エルボリステリア タンチュメール エキナセア 100g 2,600円、バレリアン 100g 2,600円／ともにコスメキッチン

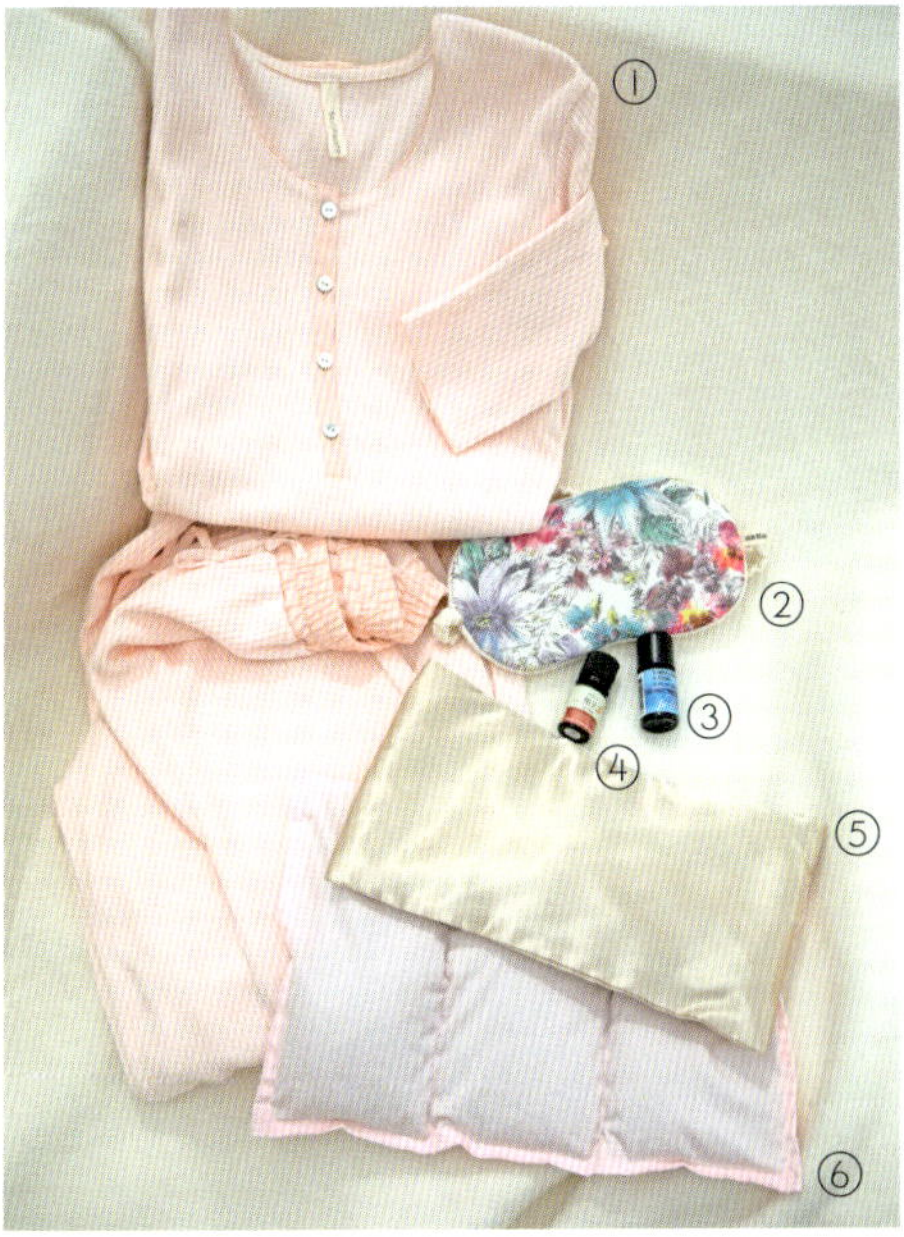

23:00

☐ 睡眠のために寝室の環境づくり

眠るときは“しめつけない、ゆるませる”ことが大事。
できるだけオーガニックコットンなど気持ちのよいもの
をセレクト。香りなども使って、快適な眠りに導きます。

①肌当たりのよいオーガニックコットンに包まれて、最高のリラックス状態に。スキンアウェア パジャマ トップス12,000円、パンツ13,000円／SkinAware

②やわらかな肌触りでやさしく目元を包みこむことで、深い睡眠につながる。ナナデェコール アイマスク 4,200円／Salon de nanadecor

③④精油を用いた香りも眠りに効果を発揮。「サンダルウッド」はお香の白檀と同じ香りで、深い鎮静をもたらす。「柚子」は副交感神経を優位にしてリラックス状態へ。ファファラ サンダルウッド・ミソーレ 5ml 9,000円／ロゴナジャパン　モンサンミッシェル 柚子 5ml 2,200円／サンリツ

⑤冷蔵庫で冷やし、枕の上に乗せて使用する安眠枕。幸せな気分にさせるフランキンセンスの樹脂と、脳のオーバーヒートを鎮めるヒマラヤ岩塩が入っている。BRAIN REST 15cm×26cm（610g）7,000円／HARMONITY

⑥お腹や肩に乗せてからだを温め、睡眠モードに。masyome 玄米カイロ おなか用 4,800円／J-フロンティア・インベストメンツ

column

持ち歩ける自然ぐすり

Daily

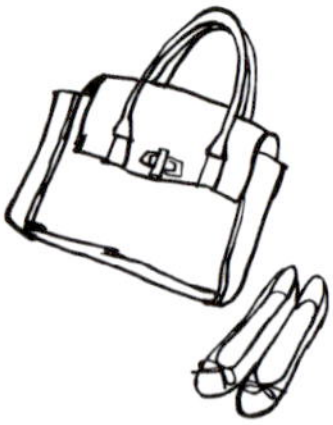

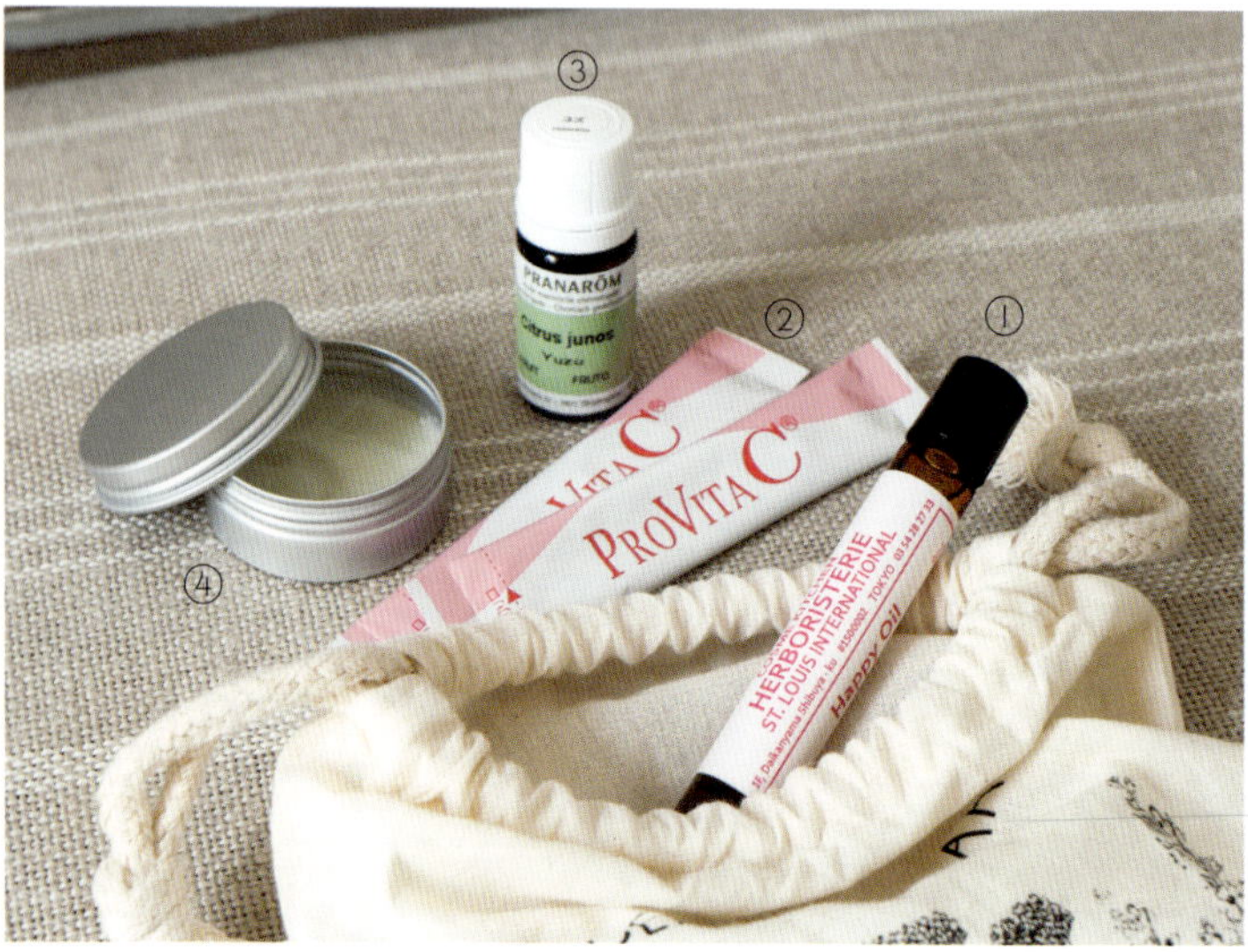

自然ぐすりは私にとって、なにかがあったときでも大丈夫というお守り的存在。だから、毎日ポーチに入れて持ち歩いています。気持ちをととのえるための塗るオイルや、仕事モードになっている脳をOFFに切り替えられる柚子の精油など。季節やそのときの体調に合わせ、自分でブレンドする精油を選んで手づくりするバームも入れています。どれもサイズが小さくかさばらないので、気軽に持ち歩くにはぴったりです。

① P39でも紹介したハッピーオイルはロールオンタイプなので、出先でも簡単に塗れて便利。かさばらないので常にポーチに入れて持ち歩きにぴったり。

エルボリステリア Happy Oil 9ml 2,300円／コスメキッチン

② ビタミンCを摂取できる小分けの顆粒。通常のビタミンC製剤より安定・持続的に摂取が可能。1日2～3回、こまめにとって。

プロビタC 120g（2.0g×60包）5,714円／アスコルバイオ研究所

③ リラックス効果や、冷えたからだを温める効果もある柚子の精油。そのまま嗅ぐこともあれば、④のバームやハンドクリームなどに垂らして、肌に塗ることも。

プラナロム ユズ 5ml 2,500円／健草医学舎

④ ミツロウとキャリアオイル、精油を使って簡単につくれるバーム。精油のブレンドによって好みの香りを見つけるのも楽しみのひとつ。少ない容量でつくって持ち歩きに。

手づくりバーム／著者私物（つくり方はP50参照）

column

Journey

旅に持っていく自然ぐすり

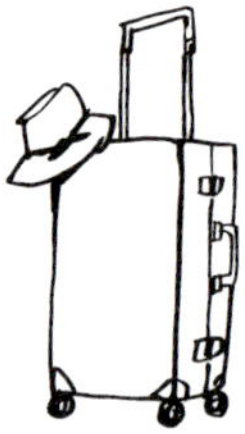

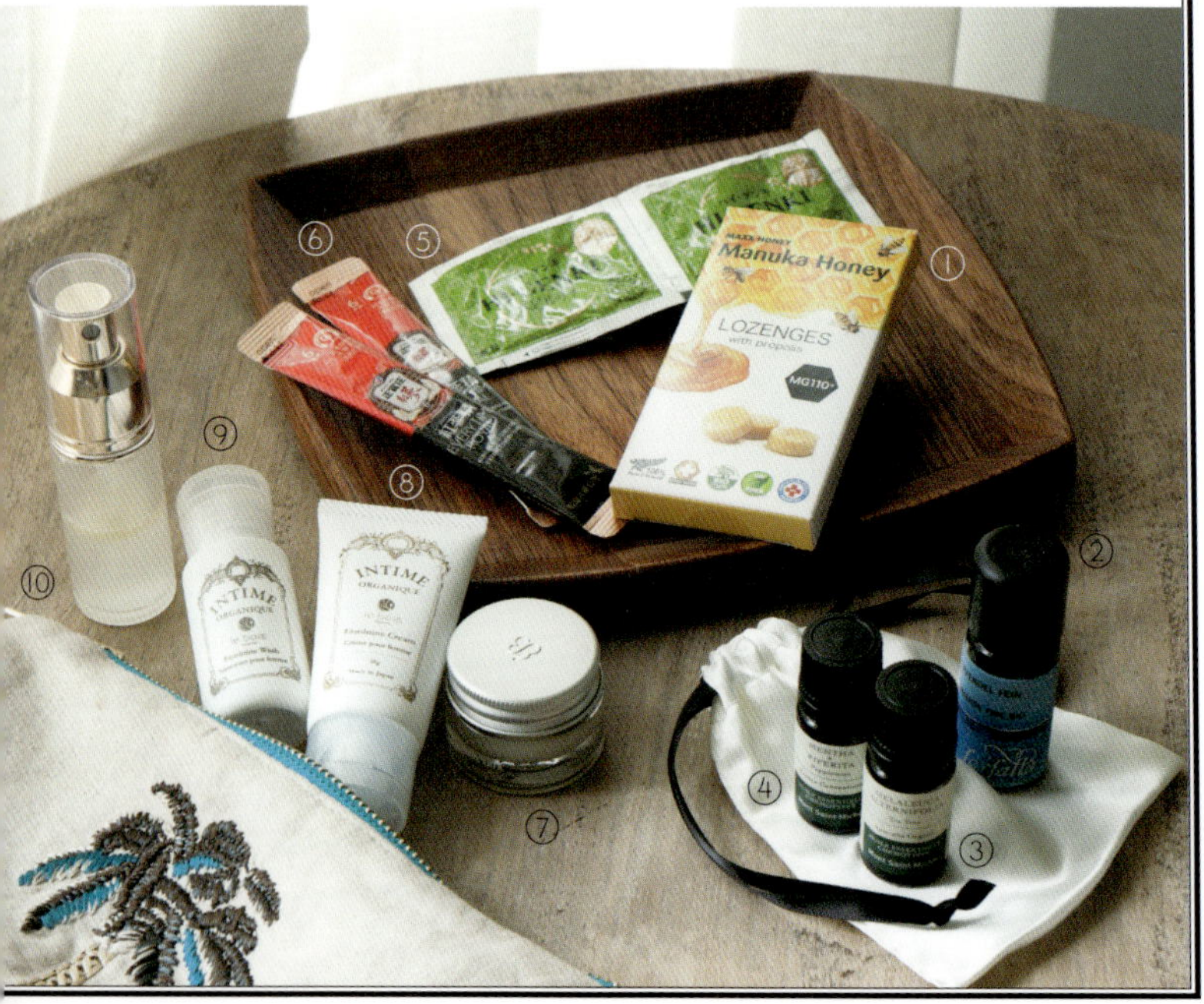

旅先では気分が上がり、つい食べすぎてしまったり、疲れが溜まってきたりすることも。荷物は減らしたいけど現地で困りたくない、そんな私がたどりついた持ち歩きやすい自然ぐすりセットです。

① 乾燥する機内やホテルで。のどを潤して抗菌もしてくれるドロップ。

マックスハニー オーガニック マヌカロゼンジ(プロポリス入) MG110＋ 8粒入り 2,000円／おもちゃ箱

② 「ラベンダー」の精油は日焼けしてしまった肌の沈静に。虫刺されにはそのまま塗布することも。

ファファラ ラベンダー・ファイン BIO 10ml 3,000円／ロゴナジャパン

③ 「ティートリー」の精油はティッシュに垂らしてベッドサイドに置けば、空気の浄化に。

モンサンミッシェル ティートリー 5ml 1,600円／サンリツ

④ 「ペパーミント」は食べ過ぎで苦しいときなど、クリームに混ぜて胃腸の部分に塗ればすっきり。

モンサンミッシェル ペパーミント 5ml 1,600円／サンリツ

⑤ 顆粒を水に溶かして飲めば、野菜不足になりがちな旅行中の腸内環境を整えてくれる。

ハイ・ゲンキ スピルリナ 顆粒 3.5g×90袋入 4,800円／玄米酵素

⑥ 高麗人参のエキスは疲労回復に効果的。液状なのでスティックから直接飲める。

正官庄 紅参精エブリタイム 100ml（10ml×10包）3,241円／韓国人蔘公社ジャパン

⑦ 爪やリップに塗るバーム。ミントの香りで乗り物酔いの防止にも。

ウカ リップ＆ネイルバーム mint talk 15ml 3,500円 ／ uka Tokyo head office

⑧ デリケートゾーン用の保湿クリーム。旅行に便利なミニサイズはコスメキッチン限定。

アンティーム フェミニン クリーム 30g 980円／サンルイ・インターナッショナル

⑨ こちらもコスメキッチン限定、ミニサイズのデリケートゾーン専用ウォッシュ。

フェミニン ウォッシュ 30ml 980円／サンルイ・インターナッショナル

⑩ 虫の多い場所なら虫よけスプレーなど、旅先に合わせてつくったスプレーも持参。

アロマスプレー 著者私物（つくり方はP51参照）

01:

アロマバームのつくり方

Aroma balm

ミツロウ、オイル、精油でつくるバーム。適度に固さのあるテクスチャーなので、持ち運びもしやすく、出先でも塗りやすいのが特徴。練り香水としても使えます。単独の香りでなく、複数の精油をブレンドして、好きな香りを見つけるのがおすすめ。保存期間の目安は約2か月です。

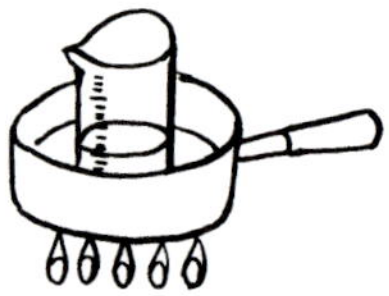

1.

ミツロウとオイルを湯せんする

ミツロウ5gと植物オイル25mlを耐熱容器に入れ、お湯をはった鍋で湯せんし、溶かす。

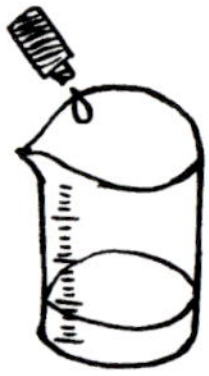

2.

精油を入れてよく混ぜる

ミツロウが溶けたら火からおろして粗熱をとり、好みの精油を合計12滴入れて混ぜる。

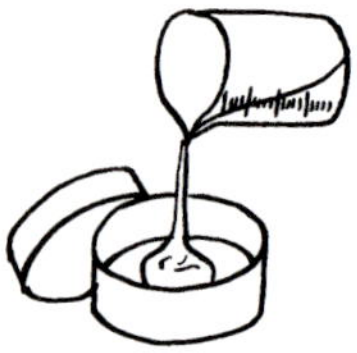

3.

保存容器に入れて冷暗所に保存

固まらないうちに、保存容器に流し込む。完全に冷めたら、ふたをして1日置いたら完成。

02: アロマスプレーのつくり方

Aroma spray

精油は、直接肌につけられないものがほとんどですが、精油が溶け込んだスプレーにすることで、肌に直接使えるようになります。肌に使う美容スプレーがつくれるほか、ルームスプレーや虫よけスプレー、消臭スプレーなどに応用することも。ちなみに、精製水と精油をなじませるための無水エタノールはウォッカでも代用できます。

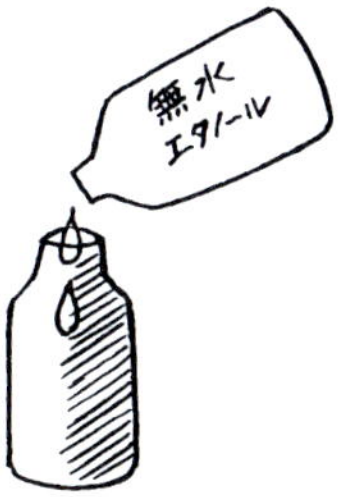

1.

容器に無水エタノールを入れる

50mlのスプレーをつくる場合、まず容器に5mlの無水エタノールを入れる。

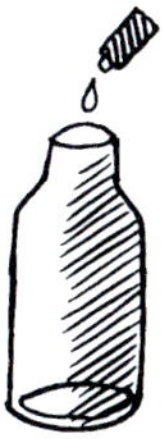

2.

目的の薬効がある精油を加える

精油を全部で10～15滴になるように入れ、よく振って混ぜる。精油はブレンドしても◎。

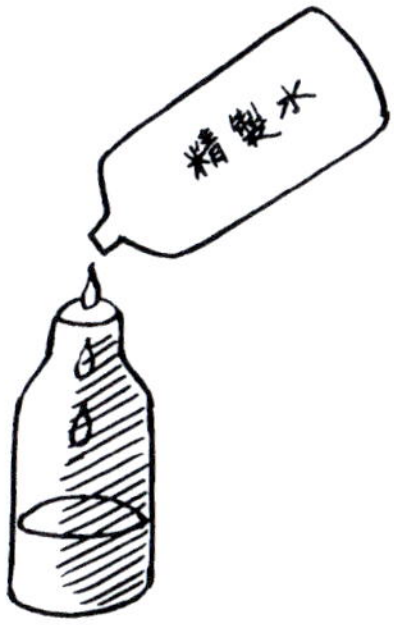

3.

精製水を加えよく混ぜる

精製水を45ml加え、よく振って混ぜたら完成。水道水ではなく、精製水を使って。

03:

生活の中で精油を活用する

Aroma in life

部屋を清潔に保ちたいとき、抗菌力を高めたいときなど、毎日の暮らしにも役立つ精油。ディフューザーで香らせるだけでなく、さまざまな取り入れ方があります。また精油のよい香りは、生活に潤いをもたらしてくれます。

idea 1.

精油でおそうじ

精油を2～3滴入れた水で雑巾を絞って拭きそうじ。ペパーミントなら除菌もできる。

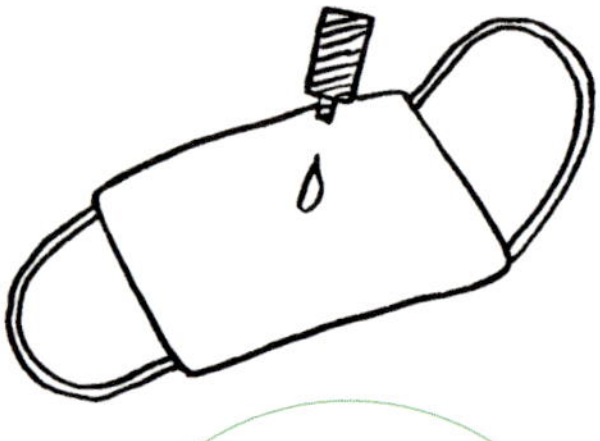

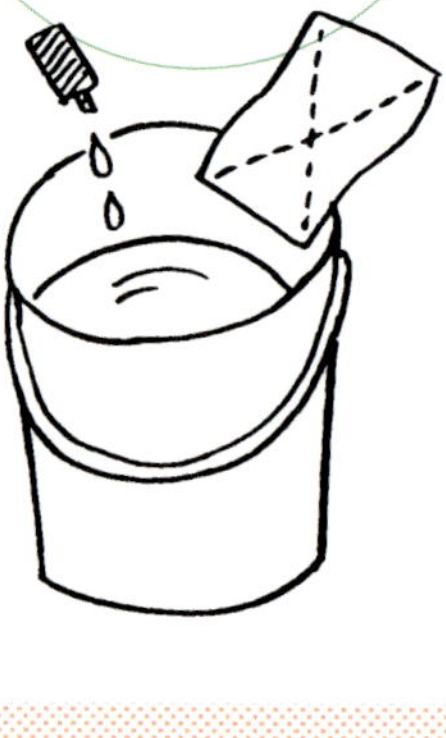

idea 2.

マスクやハンカチに垂らす

鼻づまりならユーカリの精油を。風邪が流行る時期は、ティートリー&ユーカリでバリア。

idea3.

ホテルの枕元にも

リラックス効果のある柚子やベルガモットなどの精油をティッシュに垂らして香りを拡散。

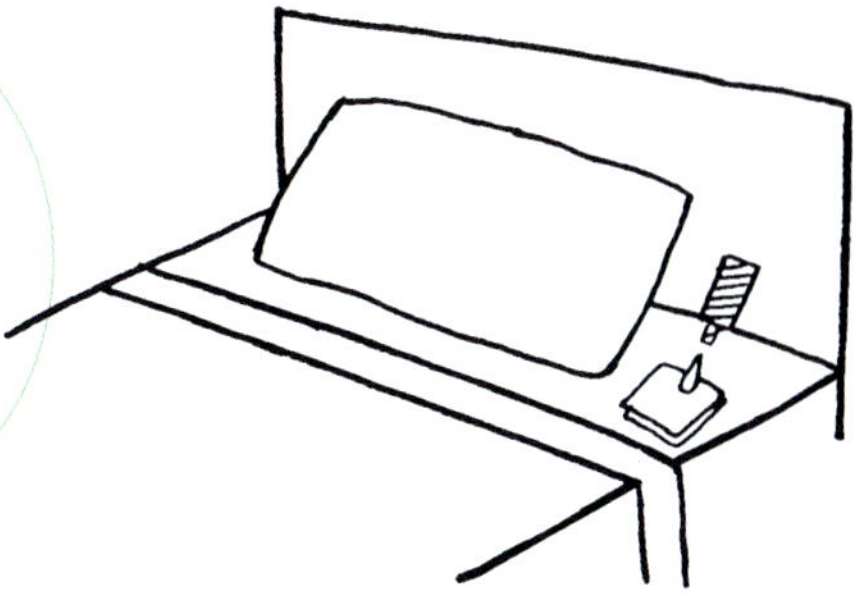

idea4.

呼吸器系の症状に

家族に風邪をひいた人がいたら、お湯にティートリーやユーカリのオイルを垂らして吸入。

idea5.

手足を温めて血行促進

風邪でお風呂に入れないときは手浴や足浴を。マジョラムと天然塩を混ぜて入れて。

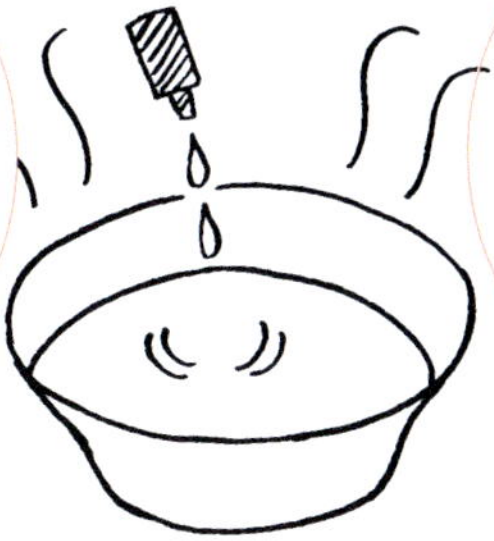

idea6.

ハンドクリームに香りをプラス

500円玉大の無香料ハンドクリームに精油を1滴。自分好みの香りにチェンジ。

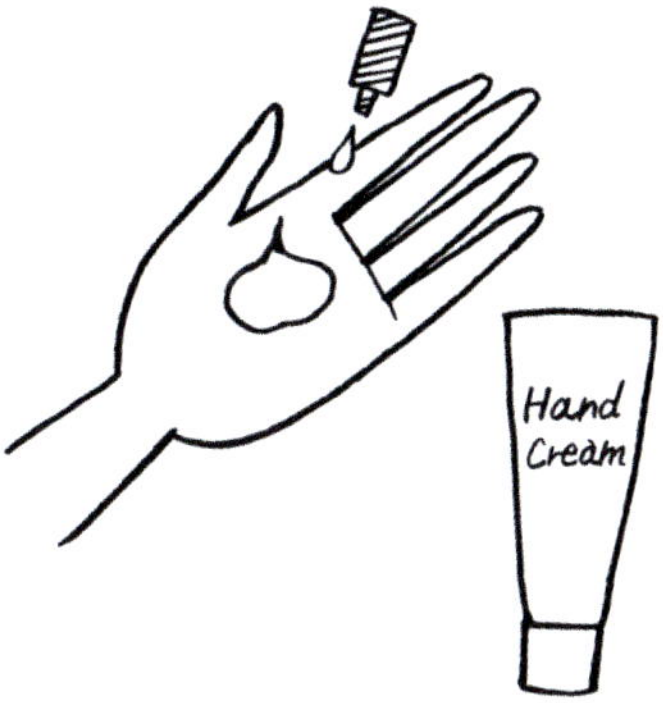

Chapter 2.

Life with phytotherapy

ちょっとした不調に効く自然ぐすり

phytotherapy for physical condition

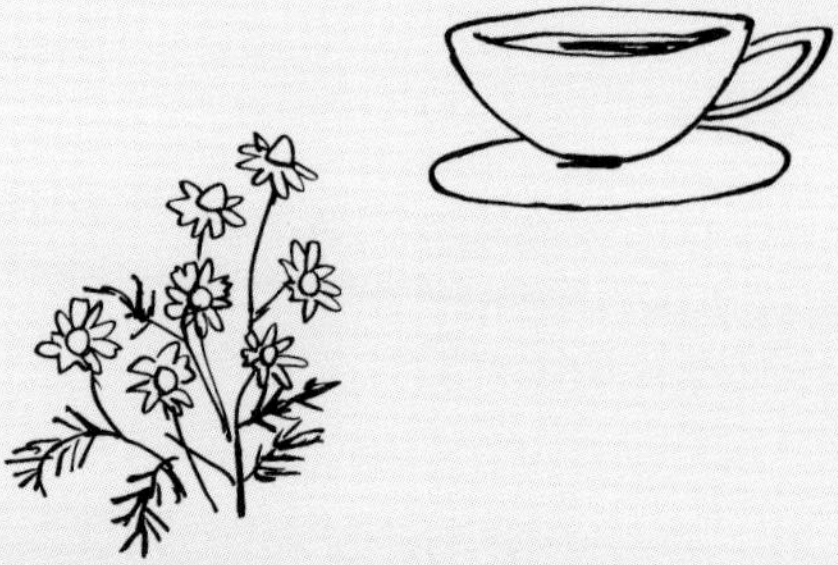

風邪っぽい、胃腸が重い、手足が冷えている……
病院に行くほどではないけれど、少し調子が
すぐれない。そんなときは、薬に手を伸ばす前に、
からだにやさしい自然ぐすりの出番です。

phytotherapy talk

「病院に行くほどではない不調に自然ぐすりを摂っています」

自然ぐすりは、人のからだと調和しながら、包括的に効く――つまり、からだに入ると、人間が本来持っている自然治癒力を高めようと働きます。そして、不調を感じる部分だけに効くのではなく、全体の調子をととのえるよう、サポートしてくれるのです。西洋薬はピンポイントで素早く効かせることができますが、副作用の心配が否めません。ですがゆっくりと全体的に効く自然ぐすりは、継続的に摂り続けても、副作用はほとんどありません。

植物の力は本当に効くの？　と思う人もいるかもしれません。ですが、実は今ある薬の約４割は、植物の効果にヒントを得てつくられたものなのです。

たとえば、解熱鎮痛剤のアスピリンは、柳の木の樹皮から抽出されるサリシンをヒントに化学的に合成したもの。湿布は、ウインターグリーンという植物の葉っぱから抽出されるサリチル酸メチルをヒントに。がんの治療に使う薬でさえ、植物に由来するものがあります。このように、植物がもつ作用の化学構造式に似せたものを合成したものが、いわゆる〝薬〟になっています。

私自身が25歳のときに経験した「若年性更年期障害」を、自然ぐすりをうまく活用することで乗り越えたように、植物の力は偉大な効果があり、薬の原点なのです。

ちょっとした不調に、将来に備えた予防に、毎日いきいきと過ごすためのサポートに、ぜひこれからご紹介する自然ぐすりを活用してみてください。

フィトテラピー式１年のカレンダー

Phytotherapy CALENDAR

Spring

―春―

【主な症状】

- 花粉症
- アレルギー
- 代謝の低下
- 五月病

【対処法】

春はデトックスの季節。厳しい冬を乗り越えるために、溜め込みやすくなっていたからだを切り替え。浄血・解毒作用のある「バードック」や「ネトル」、利尿作用のある「ダンディーライオン」で疲れや老廃物の排出を。

Summer

―夏―

【主な症状】

- 夏バテ
- 脱水症状
- 熱中症
- 虫刺され

【対処法】

暑い季節に負けないよう、滋養強壮に努める時期。体力を増強してくれる「エキナセア」、疲労回復に役立つ「ハイビスカス」が欠かせない。「ゼラニウム」や「レモングラス」を使った虫除けスプレーも重宝するはず。

四季を通じて、季節の変わり目などに気をつけたい症状があります。季節に合わせて、それぞれの症状を予防する自然ぐすりをうまく取り入れていきましょう。

Winter

—冬—

【主な症状】

- 冷え性
- 血行不良
- インフルエンザ
- 花粉症の始まり

【対処法】

冬はとにかく、冷え対策と免疫力アップがカギ。抗ウイルス作用のある「エキナセア」、体を温める「ヴァンルージュ」や「柚子湯」は積極的に摂って。冬の終わりは「ビタミンD_3」のサプリメントで花粉症対策を開始。

Autumn

—秋—

【主な症状】

- 秋バテ
- 風邪
- 粘膜の乾燥
- 気管支炎

【対処法】

気温が下がり、空気も乾燥し、体調を崩す人が増え始める秋。「ラズベリーリーフ」で粘膜を保護したり、のどに異変を感じたら「はちみつ大根」をなめたり。免疫力を高める「エゾウコギ」や「クコの実」も有効。

1

疲れ・風邪のひき始め

疲れが溜まり、体調を崩してしまうかも……。そんなときに頼れるのが、「エルダーフラワー」です。〃インフルエンザの特効薬〃といわれるほど、抗ウイルス作用、抗菌作用に優れており、発汗をさせて、毒素を尿として排出します。風邪を予防したいときは毎日1〜2杯、シロップを薄めたものやハーブティーを飲みます。風邪をひいてしまったときは、1〜2時間おきにこまめに飲むようにしましょう。

漢方で有名な「高麗人参」も肉体・精神疲労や風邪のひき始めに最適。有効成分のサポニンが免疫力をアップしてくれます。お茶やタブレットなど商品も豊富です。

お休みの日になると体調が崩れやすい人には、「エゾウコギ」を。〃気〃のハーブといわれており、精神的な疲れがからだに出やすい人をサポートします。

このほか、疲れたときに免疫力をアップさせるには「エキナセア」も万能です。私は風邪をひきそうだな、と思ったら予防のために飲んでおくようにしています。風邪のひき始めにはからだを温め、発汗させる「くず」もおすすめ。くず湯にして冷まさずに熱いまま飲むと、免疫力を高める効果があります。塗る方法で取り入れるなら、「ティートリー」と「ユーカリ」の精油を。５００円玉大のベースオイルに１滴ずつ混ぜて胸と背中に塗ると、抗菌力もあり、のどと胸がスーッとします。

LIST:

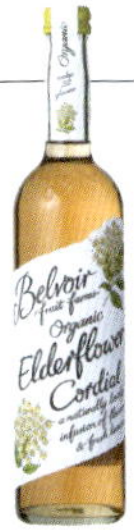

コーディアル

エルダーフラワー

水、お湯、炭酸などで7～10倍に薄めて飲むシロップタイプなので、取り入れやすい。

有機コーディアル エルダーフラワー 500ml 1,650円／ユウキ食品

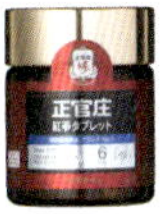

サプリメント

高麗人参

土の中で根を6年間栽培した"6年根"を使ったタブレット。1日2～6錠摂取。

正官庄 紅参タブレット 120粒入 8,000円／韓国人蔘公社ジャパン

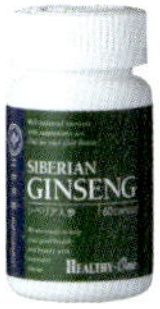

サプリメント

エゾウコギ

別名はシベリアンジンセン。免疫を上げて、自律神経をととのえてこころのケアもする。

シベリアンジンセン 60カプセル入 3,200円／ヘルシーワン

2 のどの痛み

のどの痛みは、潤すとともに、炎症を抑え、殺菌することで回復につながります。まずは抗菌作用のある「オレガノ」や「タイム」の精油をそろえましょう。「オレガノ」には抗ウイルス作用があり、〝天然の抗生物質〟と呼ばれています。「タイム」には、抗菌作用や抗真菌作用があり、感染症にも効果を発揮します。このふたつをブレンドすると、のど対策の最強コンビになります。水を入れたコップに「オレガノ」と「タイム」の精油を1滴ずつ入れて、うがいをする。熱々のお湯を入れたコップに精油を垂らし、その蒸気を吸う蒸気吸入。ディフューザーなどで芳香拡散。精油を希釈したものをのどから胸にかけて塗る方法など、いろいろ使えます。

また、ミツバチが採取してきた木の樹脂とミツバチの唾液などからできる「プロポリス」もおすすめです。抗菌・抗炎症・免疫力を高める作用があるといわれています。私はのどに直接吹きかけることのできるプロポリススプレーを、オフィスでも、人ごみに出るときにも持ち歩いてこまめに使っています。

また、殺菌力の高い「マヌカハニー」はもちろん、普通のはちみつも抗菌力があり、のどに効きます。1章でご紹介したはちみつ大根（P40）や、マヌカハニードロップ（P36）なども、のどの痛みが出たときのレスキューとして役立ってくれます。

LIST:

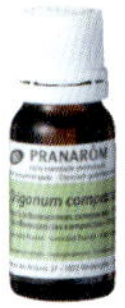

精油

オレガノ

のどの抗菌にぴったりなので、風邪やインフルエンザのシーズンには手放せない精油。

プラナロム オレガノ 10ml 3,300円／健草医学舎

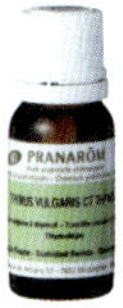

精油

タイム

呼吸器系の不調全般によく作用するので、咳や気管支炎にも。妊娠中は注意したい精油。

プラナロム タイム・チモール 10ml 6,800円／健草医学舎

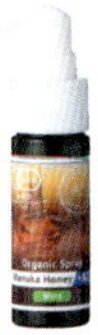

のどスプレー

プロポリススプレー

持ち歩きに便利なスプレータイプ。2歳以上なら子どもにも使える。オレンジ味もあり。

メイド オブ オーガニクス マヌカハニー＋アズレンスプレー 25ml ミント 1,400円／たかくら新産業

3 for HEALTH:

胃腸の疲れ

不規則な食生活や、食べすぎ、飲みすぎによる胃腸の疲れ。粘膜が傷つき、ぜんどう運動が鈍ってしまっている状態です。そんなときは少し食べるのを減らして胃腸を休ませつつ、自然ぐすりで手当てをします。

「ペパーミント」の精油をベースオイルで希釈して胃のあたりに塗ると、胃腸のぜんどう運動がよくなり、消化を促します。また、胃もたれ、胸やけの解消にも役立ちます。

〝リラックスのハーブ〟といわれる「ジャーマンカモミール」はアレルギーなどにも効くハーブですが、胃の粘膜を修復し、消化を促進する働きもあります。ハーブティーはふつうにいれると薄い黄色になるのですが、この場合は濃い茶色になるまで長めに煮出します。食前、食間の空腹時に飲みましょう。

ストレス性の胃腸のトラブルには、胃腸の働きをよくし、消化促進作用のある「メリッサ」のタンチュメールを。水やぬるま湯で割ったものを、食事の30分〜1時間前に飲みます。胃腸を強くしてくれる働きもあります。ハーブティーで摂るのもいいでしょう。「メリッサ」は〝緩和な植物性のトランキライザー〟とも呼ばれ、精神面の落ち込みやイライラを緩和するために使われることもありますが、実は胃腸にもいい働きをしてくれます。

LIST：

精油

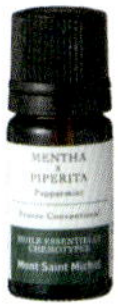

ペパーミント

マッサージで使うときは、手のひらにベースオイルを取り、1〜2滴の精油を加える。

モンサンミッシェル ペパーミント 5ml 1,600円／サンリツ

お茶

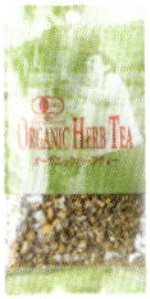

ジャーマンカモミール

消炎、鎮静、消化促進などの効果があるハーブティー。味も飲みやすく摂りやすい。

ハーブティー　有機カモマイル・ジャーマン 15g 350円／生活の木

タンチュメール

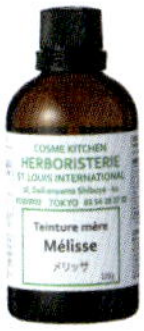

メリッサ

別名レモンバーム。万能薬と呼ばれるほど、作用が多岐にわたるシソ科の植物。

エルボリステリア　タンチュメール メリッサ 100g 2,600円／コスメキッチン

4

飲みすぎ・二日酔い

お酒の飲みすぎや二日酔いには、アルコールの分解を後押し、そして分解したものを排出、という2ステップでケアします。

まず必要なのは「ターメリック」。ウコンの名前でも知られる「ターメリック」には、肝臓のアルコール分解を助ける作用があります。お酒を飲む前には必ず、また飲んだ後にも摂取しましょう。アルコールの分解を助ける柿や、干し柿も「ターメリック」の代用として使えます。

また、飲酒するときに大切なのは、水、たんぱく質、糖質も一緒に摂取すること。アルコールを分解し二日酔いを予防するには、必ずこれらの力が必要です。おつまみは枝豆、豆腐、チーズ、ナッツ、しじみなどがおすすめです。

アルコールの分解の次に必要なのが排出。利尿作用の高い「ダンディーライオン」のハーブティーが役立ちます。同じく利尿作用のあるごぼう茶（バードック）やコーン茶をチェイサーにしたり、飲酒後に飲むと、アルコールがスムーズに排出され二日酔い防止にもつながります。

二日酔いで頭が痛い人、ボーッとしている人は、血液やリンパの流れをよくして、脳の活性化をするイチョウ葉エキスの「ギンコビロバ」を摂るようにしましょう。

LIST:

食用パウダー

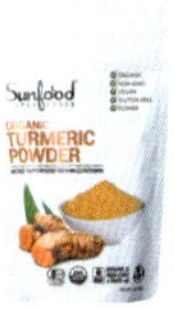

ターメリック

別名ウコン。水に溶かしたり、ヨーグルトに混ぜたりして飲酒前後に摂取するといい。

サンフード オーガニック ターメリックパウダー 113g 2,000円／アリエルトレーディング

お茶

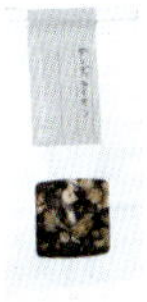

ダンディーライオン

たんぽぽ茶とも呼ばれるが、日本古来のたんぽぽとは別もの。肝機能を高める作用も。

ハーブティー　ダンディーライオン 50g 1,250円／ハーブマイスターセンター

タンチュメール

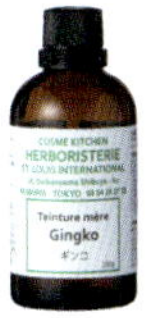

ギンコビロバ

血行をよくし、特に脳の血流を活性化。液体なのでサッと飲めて便利。

エルボリステリア タンチュメール ギンコ 100g 2,600円／コスメキッチン

☑ for HEALTH:

5

眠れない・眠りが浅い

不眠はこころとからだにとても大きなストレスとなります。その辛さから睡眠薬に頼る人も多いですが、ハーブの自然な安眠効果も一度試してみてほしいと思います。「バレリアン」は、入眠がスムーズにいかない不眠症に向いています。眠りたいけれど、気持ちが高ぶっていたり、考えごとでなかなか寝つけないという場合です。眠る前に「バレリアン」のタンチュメールを飲んだら、30分~1時間くらいで気持ちがふわ~っとゆるみ、はりつめた気持ちが強制的にオフになり、気がつくと眠っています。

寝つきはいいけれど夜中に起きてしまう、眠りが浅くて寝た気がしないという場合には「パッションフラワー」を。古くから〝天然の精神安定剤〟と呼ばれ、神経をリラックスさせてくれます。このふたつのハーブは眠りの質を高めてくれるので、ミックスして飲むのもおすすめです。ただし睡眠薬やアルコールとの併用は控えましょう。
一方、焦りや不安など、精神的な問題で眠れない場合には「セントジョーンズワート」がおすすめです。自律神経をととのえるのでヨーロッパではうつ病の薬としても使われており、すっと気持ちを落ち着かせ、不安を取り除いてくれます。

また、副交感神経を優位にさせる「柚子」や、鎮静作用のある「ベルガモット」の精油をベースオイルに垂らしてマッサージするのもいいでしょう。

LIST:

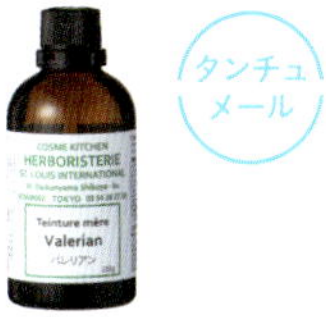

バレリアン

中枢神経に働きかけて、眠りを誘う。車の運転をする前には飲まないように気をつけて。

エルボリステリア タンチュメール バレリアン 100g 2,600円／コスメキッチン

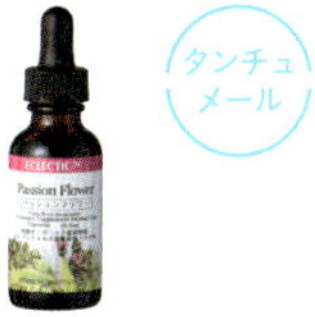

パッションフラワー

別名トケイソウ。子供がおねしょしなくなるといわれている。眠りの浅い高齢者にも。

エクレクティック パッションフラワー 29.5ml 3,200円／ノラ・コーポレーション

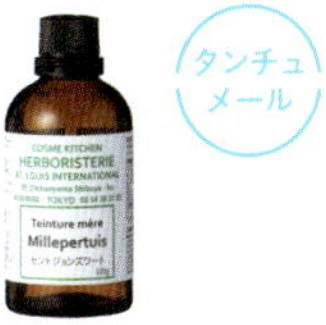

セントジョーンズワート

精神的な不安などからくる不眠をサポート。抗うつ剤などとの併用は不可。

エルボリステリア タンチュメール セントジョーンズワート 100g 2,600円／コスメキッチン

6

アレルギー・花粉症

食品、ハウスダスト、花粉など、さまざまな要因で発症するアレルギー。アレルギーを起こす物質をデトックスし、炎症を抑えることが必要です。

血をきれいにすることでデトックス効果が得られるのは、日本に昔から伝わる「よもぎ」。「よもぎ」はお茶として飲んでもいいですし、鍋に入れて10分くらい煮出したものを、お湯をはった浴槽に入れて、入浴する方法もあります。炎症を抑える効果もあるので、アトピーや花粉症で荒れた肌にもよく効きます。

「ネトル」にも同じく浄血作用があり、血中にあるアレルギー物質を除去する働きに加え、鼻水や鼻づまり、咳やくしゃみなどのアレルギー症状を引き起こす物質、ヒスタミンを抑制してくれます。

γ-リノレン酸を豊富に含む「ボリジ」や「月見草」のオイルも摂取しましょう。すでに起きてしまっている炎症を抑えて、炎症を起こしにくくします。

また、アレルギー体質の人は、ビタミンDを積極的に摂ることをおすすめします。ビタミンDは、日光浴で生成されるので、太陽を浴びることが少なくなる時期には体内で生成する量が減ってしまいます。免疫を高める活性型ビタミンD_3のサプリメントを上手に利用し、体質改善につなげていきましょう。

LIST:

お茶

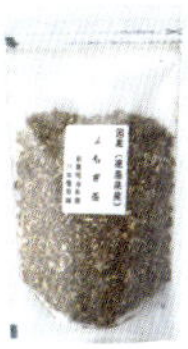

よもぎ

漢方薬でも使われるほど、薬理効果が高い。飲むだけでなく、よもぎ風呂にも使える。

よもぎ茶 100g 800円／川本屋茶舗

サプリメント

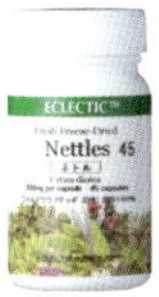

ネトル

飲みやすいタブレット状。花粉症シーズンが始まる少し前から取り入れるのがおすすめ。

エクレクティック ネトル（イラクサ）45カプセル入 3,200円／ノラ・コーポレーション

飲むオイル

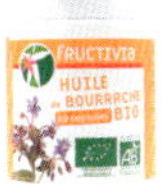

ボリジ

別名ルリジサ。ホルモンバランスをととのえ、代謝アップなどの効果もある。

エルボリステリア オイルカプセル ルリジサ 60カプセル入 4,200円／コスメキッチン

for HEALTH

7 冷え性

冷え性は、血行をよくすることが大切です。

赤ぶどうの葉「ヴァンルージュ」は、血管を拡張、保護し、さらには骨盤内のうっ滞を除去してくれるので、とくに下半身の冷えに有効。日本でも下肢静脈瘤《りゅう》の薬として使われているほどで、女性の冷えには大変効果的です。抗酸化作用やアンチエイジング効果のあるポリフェノールの量は、赤ワインと比べ約３００倍といわれています。ハーブティーかタンチュメールで取り入れましょう。

また、血行をよくするのに有名な「しょうが」。しょうがは生ではなく、加熱または乾燥させることで、ショウガオールという成分が発生。それが血流をスムーズにしてくれるので、料理に使う場合は加熱調理がおすすめです。しょうが粉など乾燥させてパウダーにしたものならより手軽に使えます。

手と足先など、末端が冷える人には「マジョラム」の精油を。キャリアオイルや手持ちのクリームに1〜2滴垂らして、手、足先のほかにもお腹・骨盤・仙骨のあたりに塗ると、毛細血管が拡張して、ポカポカと温かくなってきます。「ローズマリー」も血行促進効果がありますし、「柚子」や「オレンジ」などの皮に含まれるリモネンの成分もからだを温めてくれるので、こうした精油を足すのもいいでしょう。

LIST:

お茶

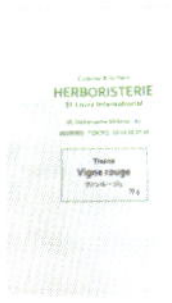

ヴァンルージュ

ヴァンルージュ・ホーソン・ギンコを混ぜて、オリジナルの温めブレンドをつくっても。

エルボリステリア シングルティザンヌ ヴァーンルージュ 70g 2,500円／コスメキッチン

食用パウダー

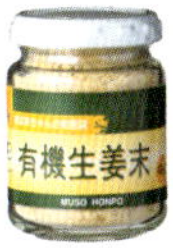

しょうが

からだを内側から温める。パウダーは、飲み物に入れたり、料理に混ぜたりして使用。

有機生姜末（ビン入り）40g 580円／無双本舗おばあちゃんの知恵袋

精油

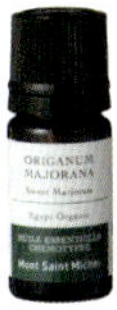

マジョラム

血行促進効果のある精油。冷えが原因で起こる下痢や便秘、胃腸の不調にも効果的。

モンサンミッシェル　マジョラム 5ml 2,400円／サンリツ

8 頭痛

頭痛にはさまざまな要因があります。その中のひとつ、血行の悪さが原因といわれる頭痛には、緊張状態を和らげ、血管を正常にしてくれる「フィーバーフュー」がおすすめ。古代ギリシャ時代から頭痛に使われていたといわれています。

植物療法において、鎮痛効果を得たいなら「メリッサ」も役立ちます。痛みが続いている最中は、こまめに飲むこと。「ジャーマンカモミール」や「ゴツコラ」とブレンドするとさらに効果的です。

精油でマッサージするなら、鎮痛作用のある「ペパーミント」を。500円玉大くらいのベースオイルに対して、1～2滴の精油を垂らし、首の後ろから肩にかけてオイルを塗布。パッチテストで問題のなかった方は、精油を直《じか》にこめかみに塗る方法も。精油成分が肌から毛細血管に入り、約20分後には血流にのって全身をめぐり、痛みに対処してくれます。早い効果を求める場合はこの方法がおすすめ。また「ペパーミント」は更年期による頭痛やのぼせにも効果的です。

気圧の変化や月経前などに片頭痛が起きやすい人は、睡眠サイクルをととのえ、これらの自然ぐすりを常備しておきましょう。片頭痛が起きたときは、冷やすこともおすすめです。

LIST:

サプリメント

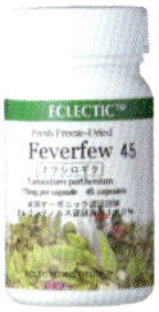

フィーバーフュー

別名ナツシロギク。タブレット状なので、簡単に摂取できて便利。

エクレクティック ナツシロギク 45カプセル入 3,500円／ノラ・コーポレーション

タンチュメール

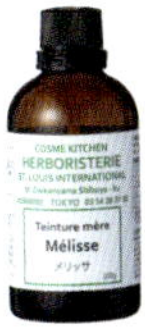

メリッサ

痛みを和らげる効果と、痛みからくるストレスの緩和、両方の作用を併せ持つ。

エルボリステリア　タンチュメール メリッサ 100g 2,600円／コスメキッチン

精油

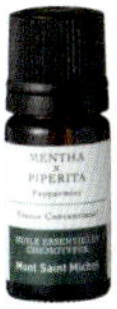

ペパーミント

別名ハッカ。冷却と温めの両方の作用を持っており、ひんやりさせつつ血流をよくする。

モンサンミッシェル ペパーミント 5ml 1,600円／サンリツ

女性の1か月のホルモン周期

Female Hormone Cycle

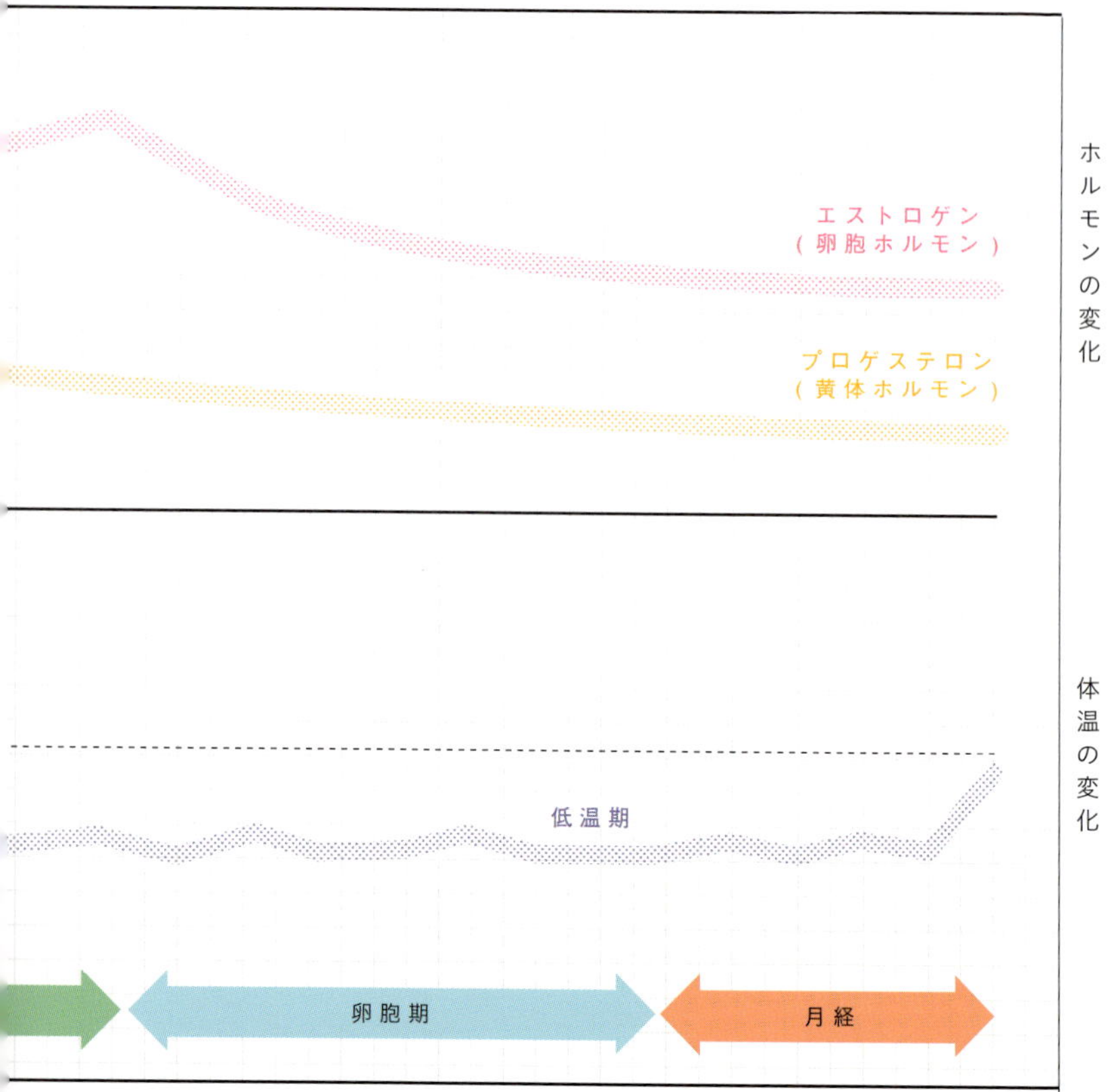

体調の変化

【卵胞期】

- 髪と肌が艶やかになる
- 気力が充実
- 代謝がよくなる
- ダイエット効果が現れやすい

【月経】

- 吹き出物が増え、肌がくすむ
- 代謝と免疫力の低下
- 貧血
- 月経痛

女性の月経周期は、月経／卵子が育つ卵胞期／卵子が子宮に放出される排卵期／排卵後の黄体期と４つに分けられます。不調がある場合はそれに合わせたケアが大切です。

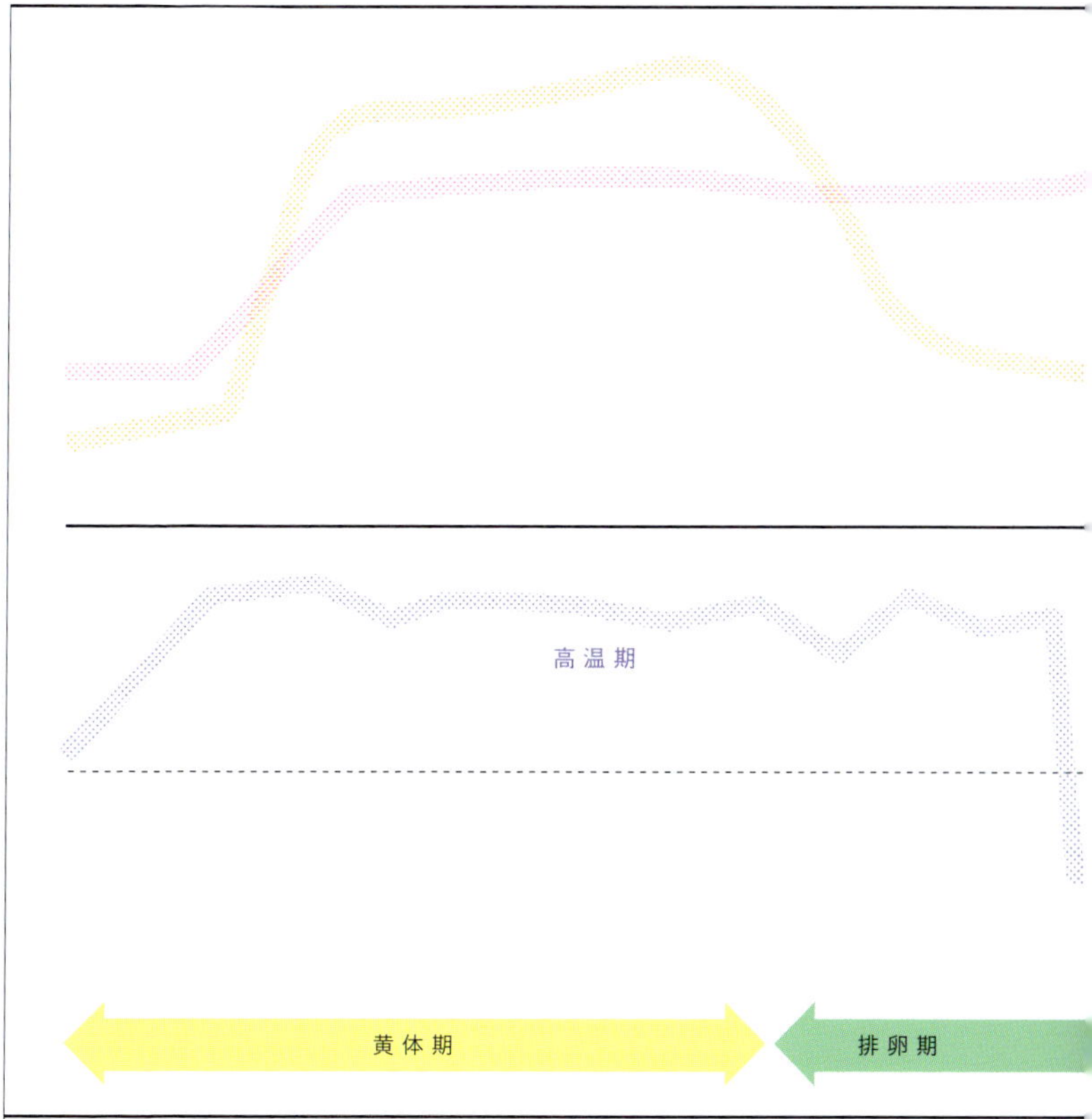

【黄体期】

- 皮脂が増え、吹き出物が出る
- シミができやすい
- むくみやすい
- 精神的に不安定になりやすい

【排卵期】

- 肌が安定し美しくなる
- 妊娠しやすい
- 排卵痛が起こる場合がある
- ホルモンの急変で体調を崩しやすい

月経痛・ＰＭＳ

ＰＭＳ（月経前症候群）とは、月経が始まる3〜10日前から起こる、頭痛やイライラ、胸の張りなどの不快な症状のこと。その原因は女性ホルモンにあります。前ページの表にあるように、月経前の黄体期には「プロゲステロン（黄体ホルモン）」の分泌が高くなります。ところがこの「プロゲステロン」が不足していると、ＰＭＳが起こるといわれています。ＰＭＳの緩和には、この「プロゲステロン」を補うことが必要です。植物の成分の中には女性ホルモンと似た働きを持つものがあります。ＰＭＳには植物性のプロゲステロン作用を持つ「レディースマントル」がおすすめ。これを飲むことで女性ホルモンを正しいバランスに調整します。また「メリッサ」にも同じ作用があるうえ、精神を安定させる効果があるので、月経前のイライラにも有効です。

月経痛には、γ-リノレン酸が豊富な「月見草」のオイルを。月経が始まる前から継続的に飲んでおくことで、月経痛の予防に。また、からだの冷えも月経痛を招きます。血行促進、鎮痛作用を持つ「クラリセージ」「ラベンダー」「ローズマリー」の精油をオイルで希釈し腹部に塗ると、痛みが和らぎます。

ちなみに私にとって月経は成績表のようなもの。本来ないはずの月経痛やPMSがあった場合、それまでの1か月間の生活を反省します。

LIST:

サプリメント

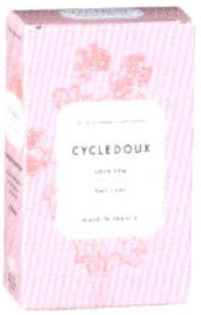

シークルドゥ

レディースマントルなどを含むPMS用サプリ。35～45歳のプレ更年期にもおすすめ。

CYCLEDOUX（シークルドゥ）60カプセル入 6,000円／アンティーム オーガニック パリ

タンチュメール

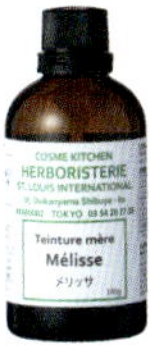

メリッサ

ヨーロッパの婦人科ドクターもよく使うメリッサ。月経痛を和らげる効果もある。

エルボリステリア　タンチュメール メリッサ 100g 2,600円／コスメキッチン

飲むオイル

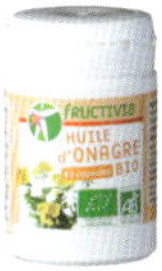

月見草

別名イブニングプリムローズ。カプセル状なので飲みやすく、酸化しにくいのが特徴。

エルボリステリア オイルカプセル 月見草 60カプセル入 4,200円／コスメキッチン

for HEALTH:

10

更年期症状

日本では、35〜45歳までを「プレ更年期」、45〜55歳までを「更年期」、それ以降を「老年期」と呼んでいますが、人によって更年期の年齢も症状もさまざまです。

閉経の平均年齢は約50歳といわれており、45歳くらいから「エストロゲン（卵胞ホルモン）」の分泌が急激に減少していきます。卵巣機能が老化することで、脳からのホルモン生成の指令にうまく対応できず、ホットフラッシュやうつ、やる気の減退、膣《ちつ》の乾燥など、さまざまな不調が現れてくるのです。このような閉経をはさんだ約10年間に起こる不調が更年期障害と呼ばれます。更年期症状に対処するためには、女性ホルモンに似た働きをする植物成分を摂取して、からだをととのえていきましょう。

このときに覚えておきたいことは、更年期には2種類の女性ホルモン（エストロゲンとプロゲステロン）様作用がある植物を、両方一緒に摂ること。たとえば「チェストベリー」のハーブティーはプロゲステロン様作用があるので、エストロゲン様作用のある「高麗人参」や「セージ」などをブレンドしたり、サプリメントを一緒に飲むことが大切です。のぼせやほてりの症状には、「クラリセージ」や「ペパーミント」などの精油をオイルで希釈したものでマッサージするのも効果的。

誰にでも訪れる更年期に向けて備えておきましょう。

LIST:

サプリメント

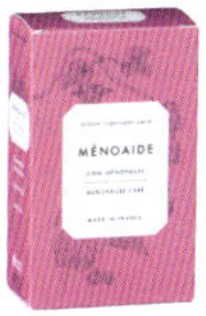

メノエード

プロゲステロン様作用とエストロゲン様作用、両方含まれているのでこれだけでOK。

MÉNOAIDE（メノエード）30カプセル×2種入 6,000円／アンティーム オーガニック パリ

お茶

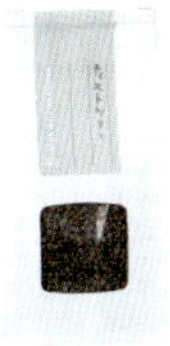

チェストベリー

別名チェストツリー。タンチュメールで取り入れても◎。生殖器系の強壮にも。

ハーブティー　チェストツリー 50g 1,650円／ハーブマイスターセンター

サプリメント

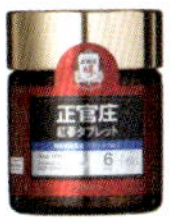

高麗人参

疲労回復や自律神経の調整にもおすすめのサプリ。滋養強壮作用もある。

正官庄 紅参タブレット 120粒入 8,000円／韓国人蔘公社ジャパン

column

肌に触れる素材をナチュラルに

摂取するものだけでなく、身につけるものも大切に。オーガニックコットンなどのナチュラル素材は、肌あたりがよいため、触れ合うたびに肌が快刺激を感じ、幸福感を得ることができます。部屋着やパジャマのほかに、生理用のナプキンをオーガニックコットンに変えるのもおすすめ。からだが温まり、月経痛が治まったり、月経周期がととのうという人も。オーガニックコットンのやわらかさは、ぜひ一度体験してみてほしいと思います。

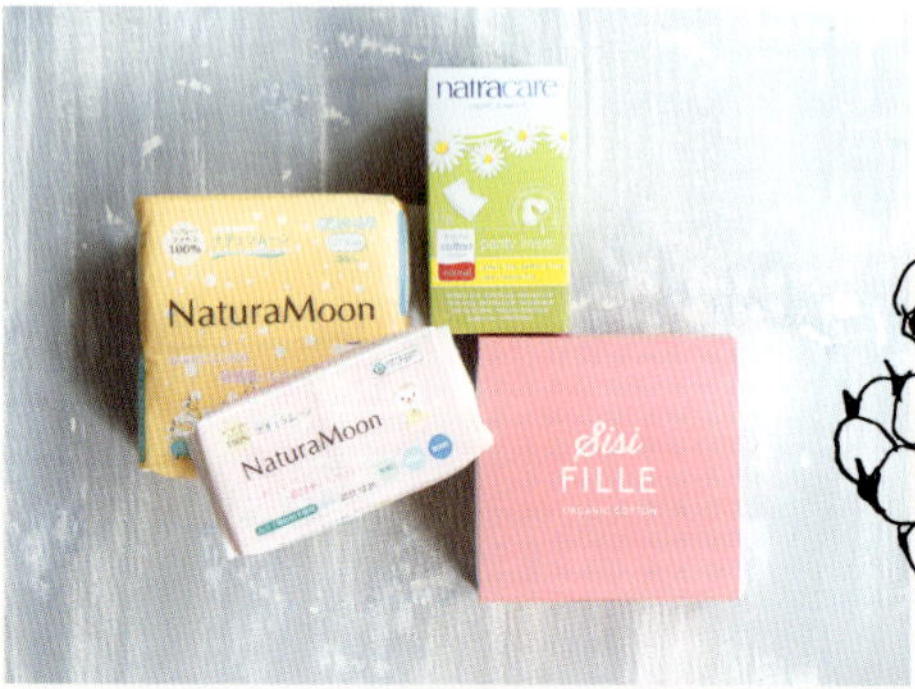

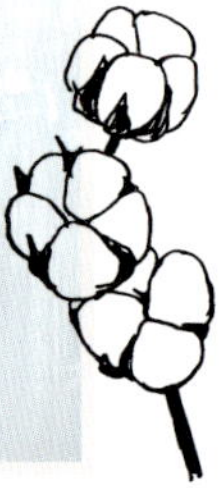

SANITARY:

デリケートゾーンの経皮吸収率は腕の42倍もあるので、肌に直接触れるナプキンはオーガニックコットンがおすすめ。右上・ナトラケア パンティーライナー ノーマル（羽なし）14cm 18個入 480円／おもちゃ箱　右下・シシフィーユ 生理用ナプキン（ふつうの日用）21cm 24個入 600円／パノコトレーディング　左・ナチュラムーン 生理用ナプキン 普通の日用 21cm 24個入 474円、おりもの専用シート 15.5cm 40個入 600円／ともに日本グリーンパックス

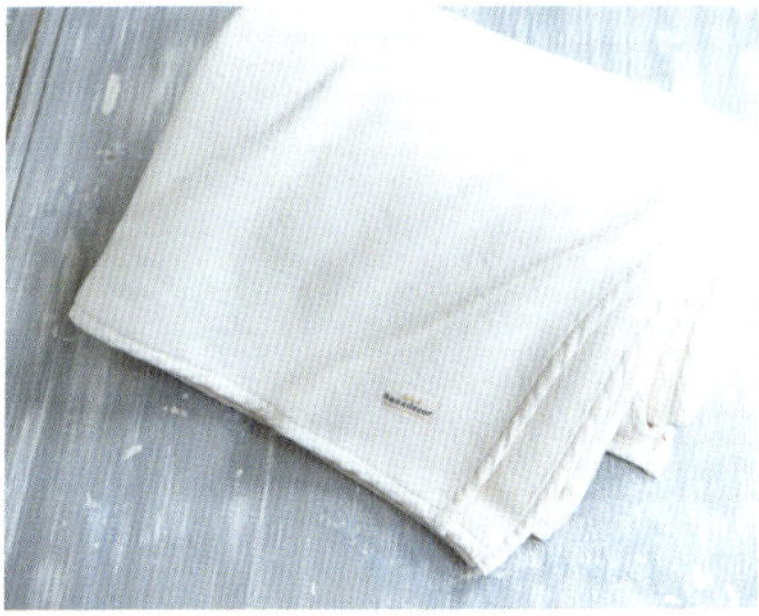

BLANKET:

ふんわりとやわらかいオーガニックコットン100%のブランケット。オールシーズン、心地よく使える。ナナデェコール 綿毛布 ホワイト 18,000円／Salon de nanadecor

CAMISOLE:

家にいるときは、オーガニックコットンのカップ付きキャミソールで、からだをゆるませて。ナナデェコール ドットキャミワンピース 14,000円 ／ Salon de nanadecor

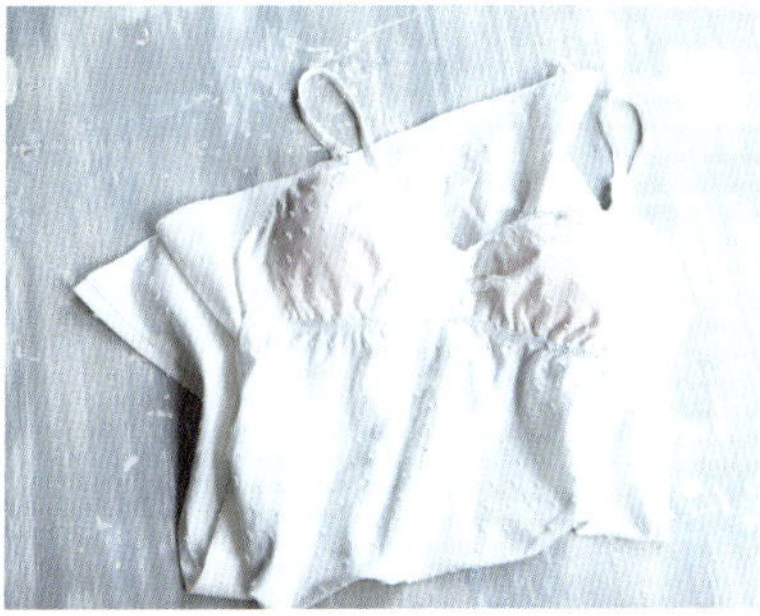

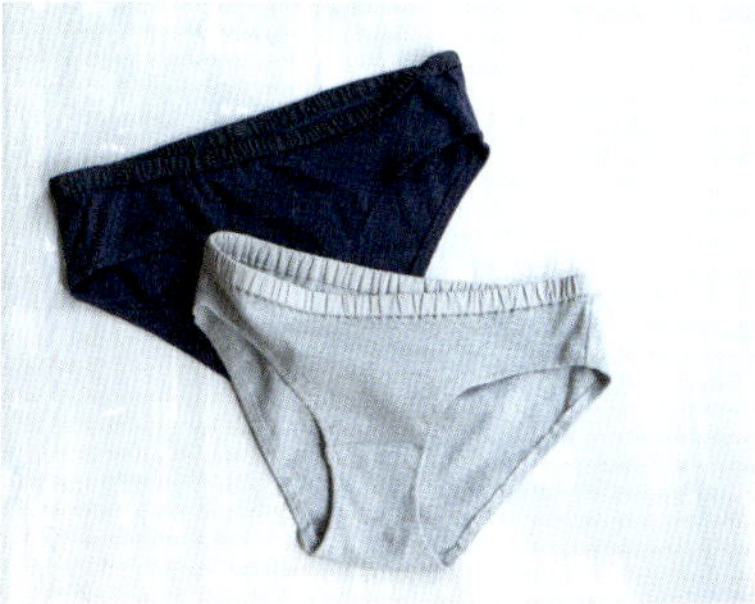

SHORTS:

運動するとき、月経時などは、むれにくく肌あたりのよいオーガニックコットンの下着を。スキンアウェアショーツ Navy（上）、M-Gray（下）各4,800円／SkinAware

フランスでは自然ぐすりが身近にある

What's HERBORISTERIE?

フランスでは、女性特有の疾患を治療するのに、まず自然ぐすりからアプローチをする、フィトテラピーをメインとしたクリニックを開業されている先生がいます。また、フィトテラピー科がある国立大学も存在します。

フランスの家庭でも、自然ぐすりが根づいていて、祖母から母へ、母から子へと、受け継がれてきた薬草の知恵があります。たとえば子どもが風邪をひいたときには、エキナセアを煎じて飲ませます。やけどをしてしまったり、虫に刺されてしまったら、ラベンダーの精油をひと塗り。気持ちが落ち込んでいるときは、胸元にローズやネロリをブレンドしたオイルを塗って、気持ちを上向きにさせます。

街中には、薬用植物を扱う薬局「エルボリステリア」があります。からだの不調を感じたときに相談に行くと、植物の知識が豊富な植物療法士がカウンセリングののち、自然ぐすりの提案をしてくれます。

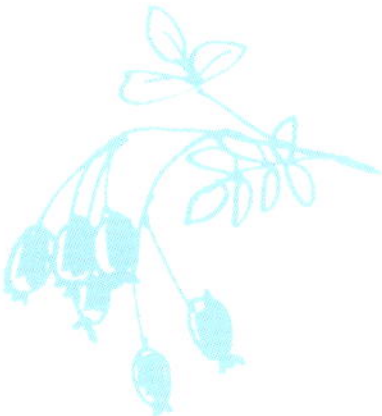

フランスではこのように、古くから、自然ぐすりが日常生活に根づいているのです。

この素晴らしい文化を日本でも広めるべく、師である森田敦子がコスメキッチンさんと一緒に、2014年、日本初のエルボリステリアをつくりました。コスメキッチンのエルボリステリアコーナーには、日本ではまだあまりなじみのないハーブやタンチュメールなどが並びます。各店舗には、専門のカウンセリングスタッフもおり、相談しやすいのも特徴。フランスと同じクオリティーのものを取りそろえることがポリシーです。この本でも、その「エルボリステリア」のアイテムをいくつも紹介しています。

Chapter 3.

Life with phytotherapy

美容のための自然ぐすり

Phytotherapy for beauty

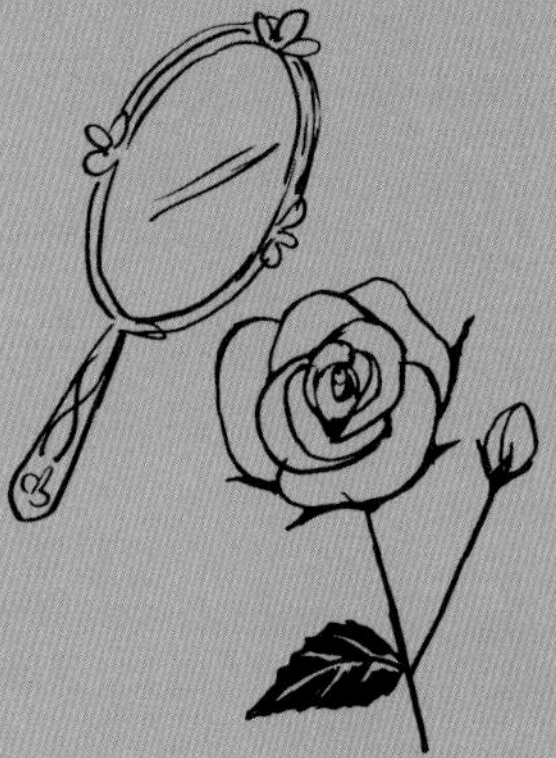

クレオパトラはバラを好み、ローズオイルを
肌に使っていたといわれています。このように
美しい女性は古来から植物を使ってきたのです。
美容にも植物の力は大きな効果を発揮します。

phytotherapy talk

「美容にも、植物の力が役立ちます」

市販されている多くの化粧品に、精油や植物エキスなど、植物の成分が使われていることにお気づきでしょうか。美容面の悩みやトラブルにも、植物の力は効果をしっかりと発揮してくれます。

たとえば、「ローズヒップ」はシミのケアに、「ローズ」や「フランキンセンス」は肌に潤いやハリを与えてシワの予防に効果的。「ゼラニウム」は肌のターンオーバーを促してくれます。

このように、たくさんの植物成分が美容に有効なことから、化粧品メーカーは、こぞって植物成分の研究をして、日々新商品の開発に臨んでいるほど。

自然ぐすりを日々の美容に取り入れる方法は、飲むもの、塗るものなどさまざまですが、部分的に効かせたいときは塗ること。精油成分は分子が小さいため、肌に塗ると、早いものでは約20分で真皮から血中に入り、全身を巡ります。ぜひ精油を加えたオイルで頭やからだをマッサージすることから始めてみましょう。

ここで、マッサージオイルのつくり方を紹介します。成人のからだに用いるマッサージオイルをつくるときは、精油の濃度が２％になるように。瓶から落ちる精油１滴は、約０・０５㎖ですから、15㎖のベースオイルに、６滴の精油を混ぜます。顔に用いるマッサージオイルは、濃度を０・５～１％にしてください。

オイルは太陽や蛍光灯の光を浴びると酸化が進むので、つくったマッサージオイルは、必ず遮光瓶に入れ冷暗所で保管。約１か月以内で使いきりましょう。

1

目的別ブレンドオイル①

脚のむくみ

　脚のむくみの主な原因は、冷えや血行不良。ふくらはぎの筋肉量が少なく体内の血液や水分をうまく循環させることができない場合も、むくみが起こりやすくなります。そんな症状は、植物の成分が凝縮された精油を使ったマッサージで解消できます。むくみに最適なのは「サイプレス」「ローズマリー」「ジュニパーベリー」の3種類の精油。2%の濃度になるよう、15mlのベースオイルに対して、それぞれ2滴ずつ混ぜるのが最強レシピ。高齢者施設でのからだのマッサージにもよく使われる配合です。「サイプレス」には、体内で滞った血液やリンパ液、水分の流れをスムーズにしてくれる効果や、セルライトを除去してくれる作用があります。また、香りの働きで、副交感神経が優位になり、リラックスすることができるので、夜に使うのにもぴったり。

「ローズマリー」には、血管拡張や血行促進の作用があります。冷えによる脚のむくみや、筋肉疲労によるむくみにも効果的。「ジュニパーベリー」は、からだの代謝が悪く、水分をとりすぎるとむくむ人に向いています。冷えたからだを温めながら、水分バランスを調整してくれるのです。

「ダンディーライオン」や「ネトル」など排出を助けてくれるハーブティーを飲んでから行えば、マッサージ効果がさらに高まります。

LIST:

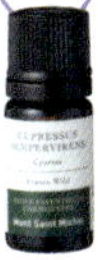

精油 **サイプレス**

ヒノキ科の木からとれるフレッシュな香り。老廃物を除去するのでダイエットにも◎。

モンサンミッシェル サイプレス 5ml 1,800円／サンリツ

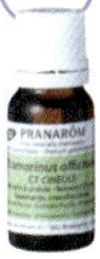

精油 **ローズマリー**

幅広い効用があり、筋肉痛やリウマチにも使われる。妊娠中・授乳中は避けたい精油。

プラナロム ローズマリー・シネオール 10ml 2,400円／健草医学舎

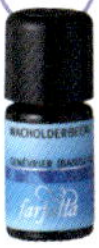

精油 **ジュニパーベリー**

お酒のジントニックの香りづけにも使われている。利尿作用もあり、代謝をスムーズに。

ファファラ ジュニパーベリー BIO 5ml 2,500円／ロゴナジャパン

＋

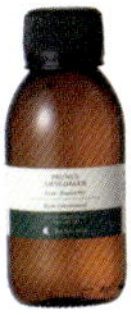

ベースオイル **スイートアーモンド**

とろみのあるテクスチャーで滑りがよく、マッサージ初心者に向いている。高保湿力。

モンサンミッシェル スイートアーモンドオイル（未精製）100ml 7,000円／サンリツ

2

目的別ブレンドオイル②

顔のコリほぐし

実は凝っている顔のコリがほぐれると血行がよくなり、くすみやむくみがとれ、小顔効果も。肌細胞にアプローチする精油を使うことで、肌悩みにも効果を発揮します。

顔のマッサージに使う精油のベストセレクトは、「フランキンセンス」「ゼラニウム」「パルマローザ」の3種類。顔は0・5％の濃度にしたいので、30mlのベースオイルに対して、それぞれ1滴ずつ入れます。

「フランキンセンス」には、肌細胞の再生促進や成長促進作用があります。美肌のすべてのベースは肌細胞。細胞が元気でないと、シミやシワの原因となってしまいます。ですから、この精油で包括的にケアしましょう。

「ゼラニウム」は、どんな肌質の方でも使えるマルチな精油。その人に合わせた皮脂バランスの調整をしてくれる作用があるので、皮脂が多く出がちな人には皮脂を抑える効果を、乾燥肌の人には潤いを与える効果をもたらしてくれます。

「パルマローザ」には、ニキビや肌荒れを鎮静させる効果があります。花粉症などで炎症を起こしている肌もやさしくサポート。

ほかにも美肌のためにおすすめしたい精油は、日焼けやニキビ肌を落ち着かせて、皮膚の再生も促してくれる「ローズ」や「ラベンダー」などがあります。

LIST:

精油 **フランキンセンス**

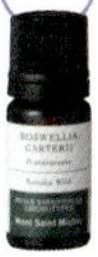

神秘的な香りの精油。鎮静作用や抗炎症作用にすぐれ皮膚を引き締める効果も。

モンサンミッシェル フランキンセンス 5ml 2,800円／サンリツ

精油 **ゼラニウム**

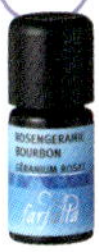

ローズに似た華やかで優雅な香り。肌をふっくらとやわらかくしてくれる効果もある。

ファファラ ゼラニウム・ブルボン5ml 2,050円／ロゴナジャパン

精油 **パルマローザ**

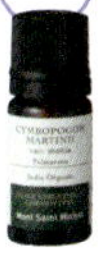

基礎化粧品によく使われる精油。あらゆる肌タイプの人、皮膚の炎症に悩む人にぴったり。

モンサンミッシェル パルマローザ 5ml 1,600円／サンリツ

＋ ベースオイル

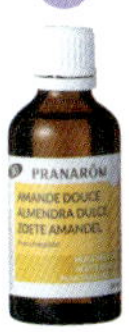

スイートアーモンド

皮膚をやわらかくしてくれるので、化粧水の入りもよくなる。マッサージの基本オイル。

プラナロム スイートアーモンドオイル 50ml 2,200円／健草医学舎

３

目的別ブレンドオイル③

頭皮ケア

ふだんパソコンやスマホで目を酷使している現代人は、頭皮が硬くなっていることが多いので、頭皮マッサージで血流をよくすることが大切です。

頭皮ケアにおすすめの精油は、「スイートオレンジ」「パルマローザ」「イランイラン」です。頭皮もからだと同じ２％の濃度とし、15mlのベースオイルに対して、「スイートオレンジ」３滴、「イランイラン」２滴、「パルマローザ」１滴の配合で希釈しましょう。頭皮が乾燥していて、フケやかゆみが気になる場合は、「スイートオレンジ」３滴、「パルマローザ」２滴、「イランイラン」１滴の調合に。

「スイートオレンジ」の中に含まれるリモネンという成分は、頭皮の血行を促進するので、目を酷使したときや、頭皮が凝っているときにゆるめてくれたり、育毛効果も期待できます。「パルマローザ」は、雑菌から頭皮を守る効果があり、皮脂バランスをととのえてくれるので、フケやかゆみ、抜け毛に悩んでいる人にも最適です。「イランイラン」は、頭皮の血行を促進し、ハリやコシのある髪をつくってくれます。代わりに皮膚再生作用のある「ラベンダー」や血行をよくする「ローズマリー」を使ってもOK。

なお、ふだん使っているシャンプーに精油を1〜2滴垂らして使っても手軽です。

LIST:

精油 **スイートオレンジ**

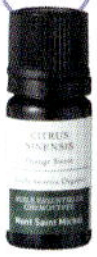

市販の育毛剤にもよく使われる精油。育毛に大事な、質のよい睡眠ももたらしてくれる。

モンサンミッシェル オレンジスイート 5ml 1,500円／サンリツ

精油 **パルマローザ**

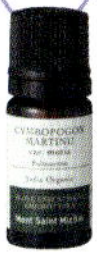

頭皮が脂っぽい人にも、乾燥しがちな人にも使える。頭皮に湿疹ができたときにも有効。

モンサンミッシェル パルマローザ 5ml 1,600円／サンリツ

精油 **イランイラン**

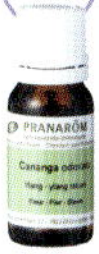

髪の成長を促進させたり、髪のパサつきを改善する作用がある。美髪に欠かせない精油。

プラナロム イランイラン 10ml 4,300円／健草医学舎

＋

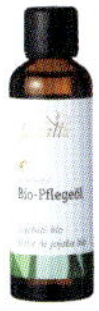

ベース オイル

ホホバオイル

頭皮に使ってもベタつきすぎないオイル。皮脂と似た成分なので、肌なじみもよい。

ファファラ ホホバオイル 75ml 3,000円／ロゴナジャパン

Oil massage

☑ LEG
☑ FACE
☑ SCALP

日々の習慣にしたい からだをいたわる オイルマッサージ

自分の手でからだを触ってマッサージすることは、こころとからだによい影響を及ぼします。

その理由は私たち人間が受精卵として、母親のお腹の中にいるときにさかのぼります。受精卵は何度も細胞分裂を繰り返し成長していきますが、その過程において皮膚と脳は同じ細胞から分裂したため、「皮脳同根」といわれています。だからマッサージで皮膚に心地よい刺激を感じると、脳に伝わって、ドーパミンやセロトニンが出るといわれているのです。ぜひ、肌に快刺激を与えるセルフマッサージを習慣づけていただきたいと思います。

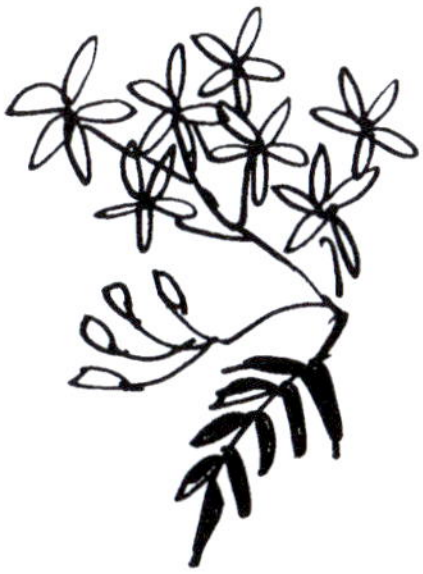

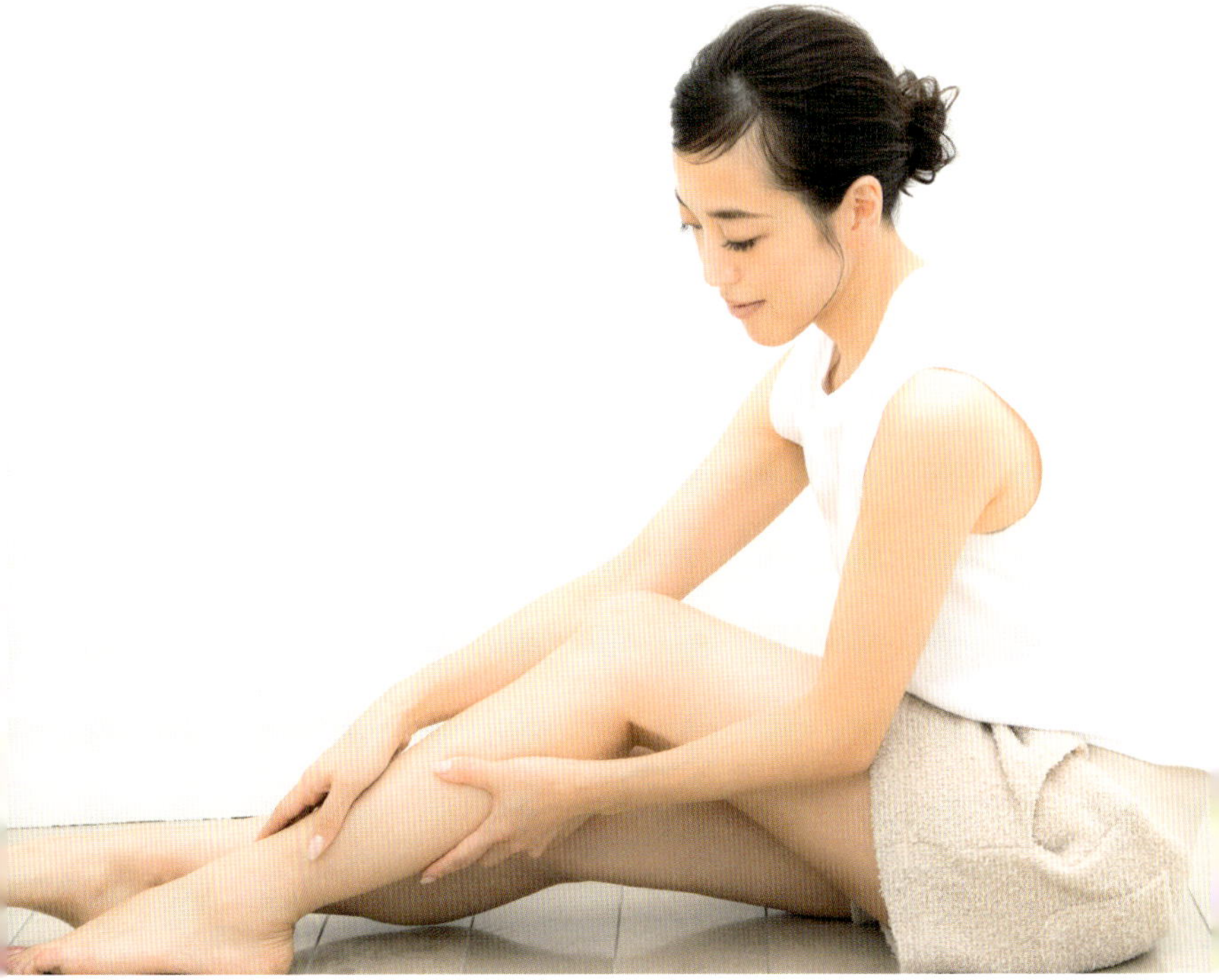

1 脚のマッサージ

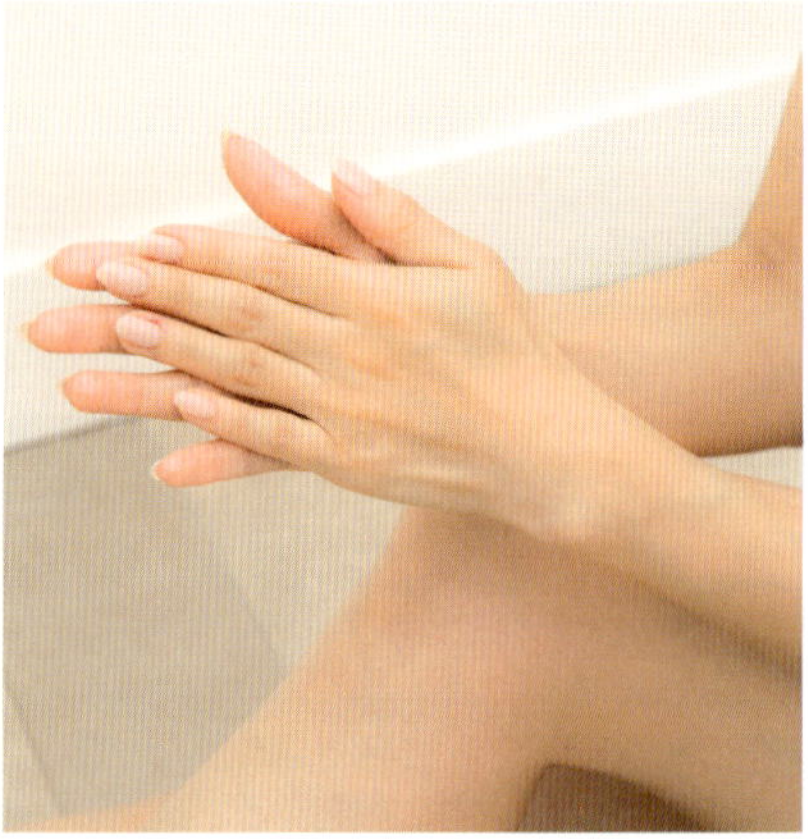

LEG

1.

P90～91で紹介したブレンドオイルを手に取って、手のひらで温める。オイルを手のひらにまんべんなく広げ、マッサージしたい場所に広げる。

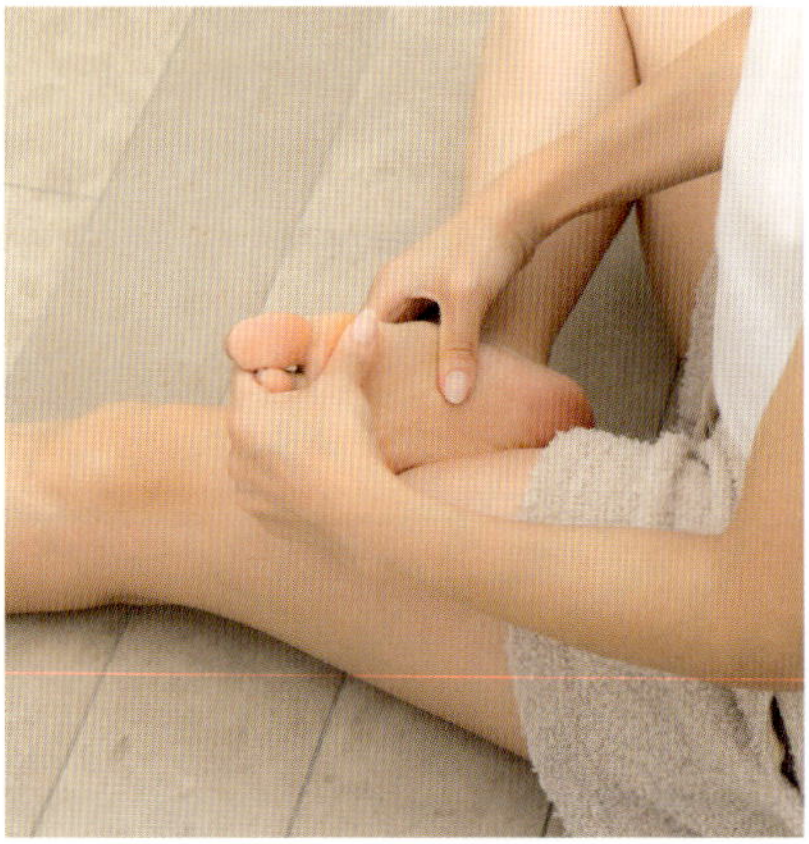

LEG

2.

痛気持ちいい場所、コリコリした場所を探しながら、足の裏を親指で押していく。足の裏には約60もの反射区があり、痛い場所で不調がわかる。

脚のマッサージは、血行をよくすることで老廃物が流れ、むくみや疲れが取れます。ひざ裏やそけい部などのリンパ節は、滞るとむくみがひどくなるのでていねいに。足裏の反射区を刺激するとその部分のコリがほぐれ、さらにからだ全体のケアにもなります。

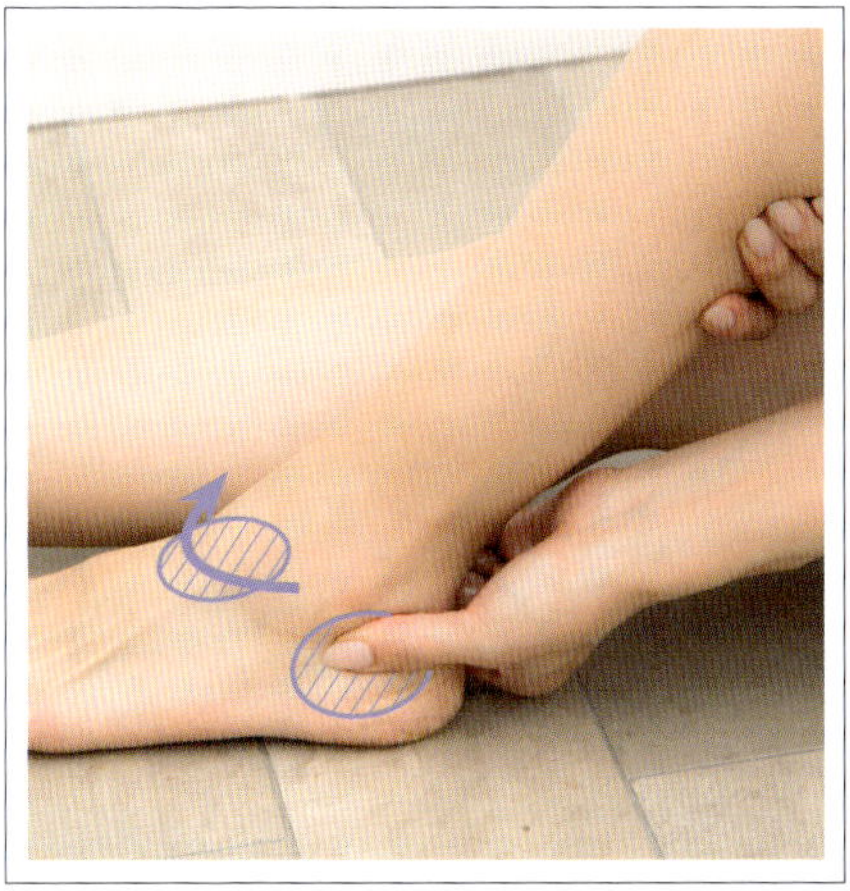

LEG

3.

親指と残りの4本の指で内くるぶしと外くるぶしを刺激し、その後、足の甲を外側から内側へマッサージ。子宮、卵巣、卵管の機能をアップ。

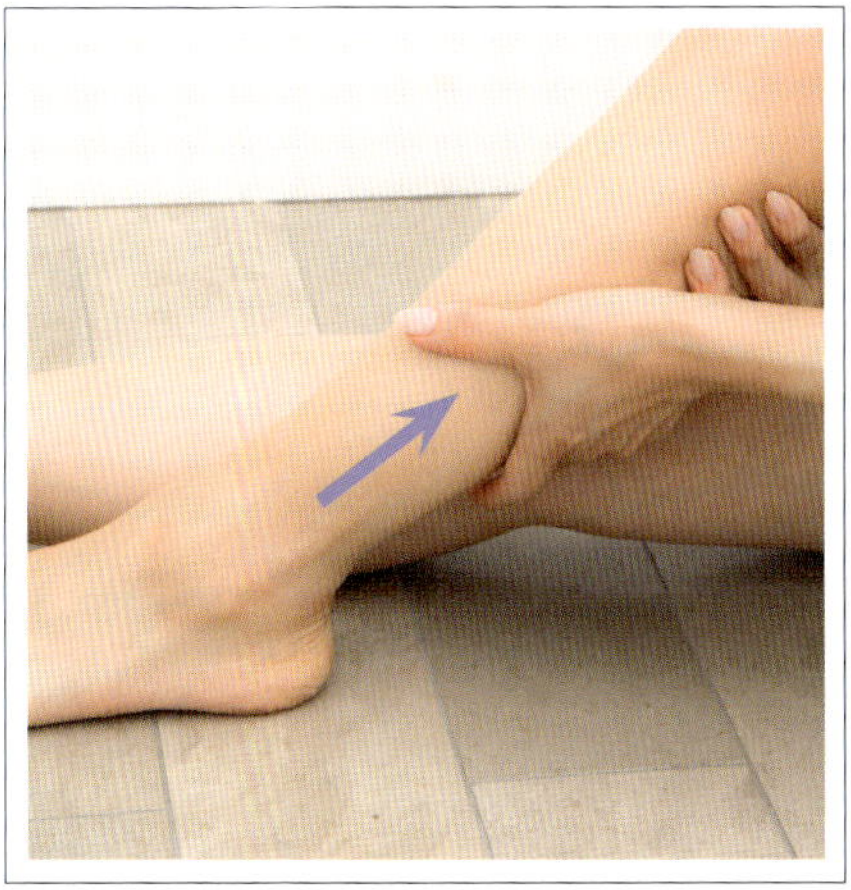

LEG

4.

両手のひらを使って、足首→ふくらはぎ→ひざ裏の順にスーッと10～15回程度さすりあげる。足の老廃物をひざ裏のリンパに流すイメージで。

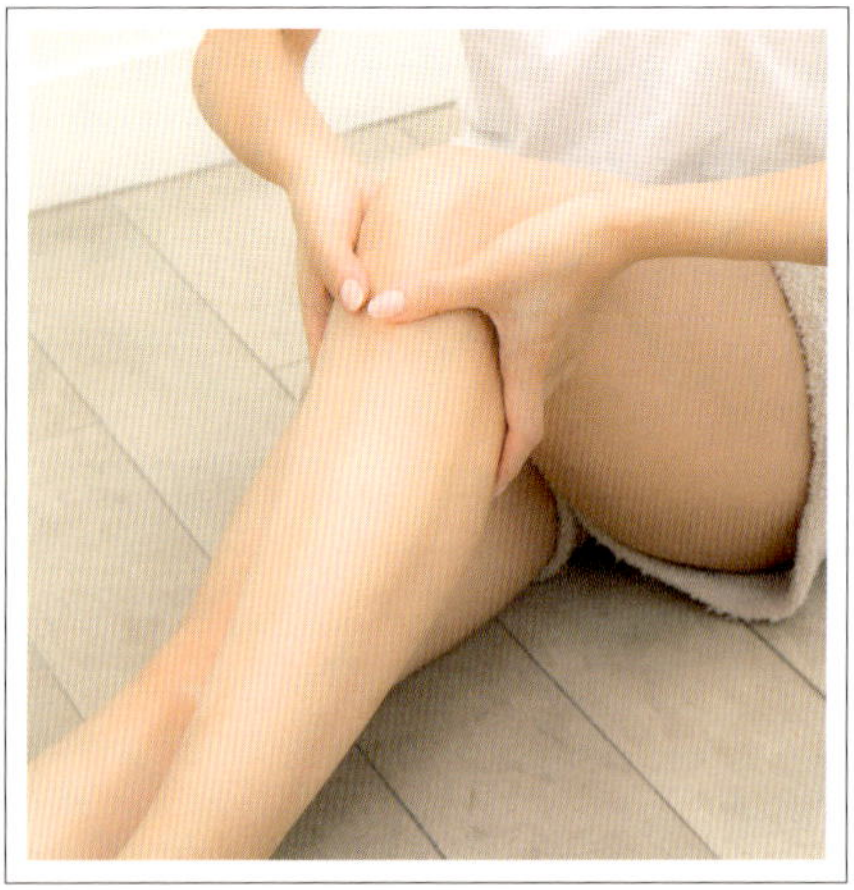

LEG

5.

ひざ裏はリンパ節があり、ここを刺激することで、流れがスムーズになる。両手でひざを挟みこみ、親指以外の8本の指で、ひざ裏を圧迫して。

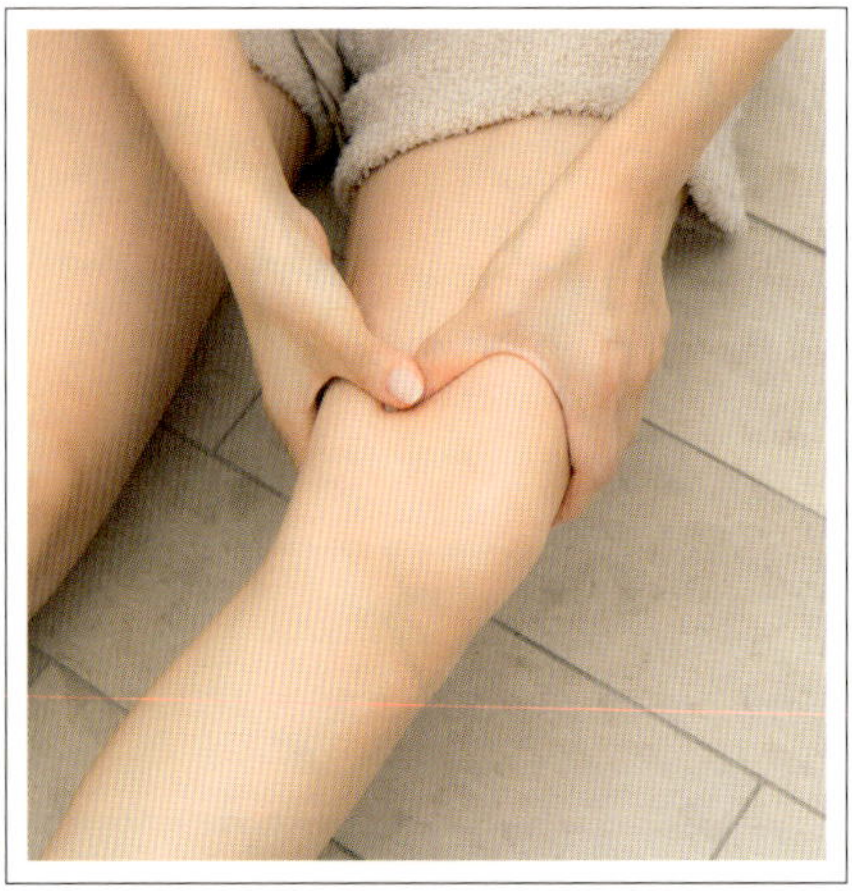

LEG

6.

内ひざの骨から指2本分上にある、押すと気持ちいい場所を2秒押し、ゆっくり離す。これを5～6回繰り返す。血をつくるツボ“血海”を刺激。

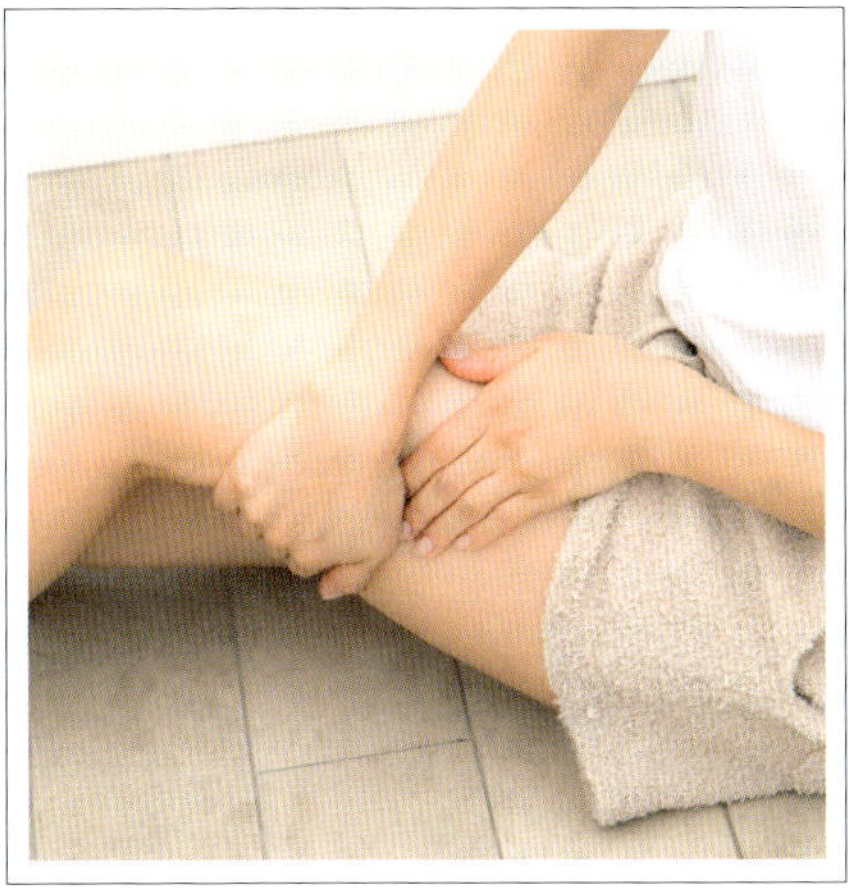

LEG

7.

両手を使い、ひざから股関節に向かって太ももを絞り上げる。太ももの外側も内側も10～20回ずつ。老廃物をそけい部のリンパ節に流すのが目的。

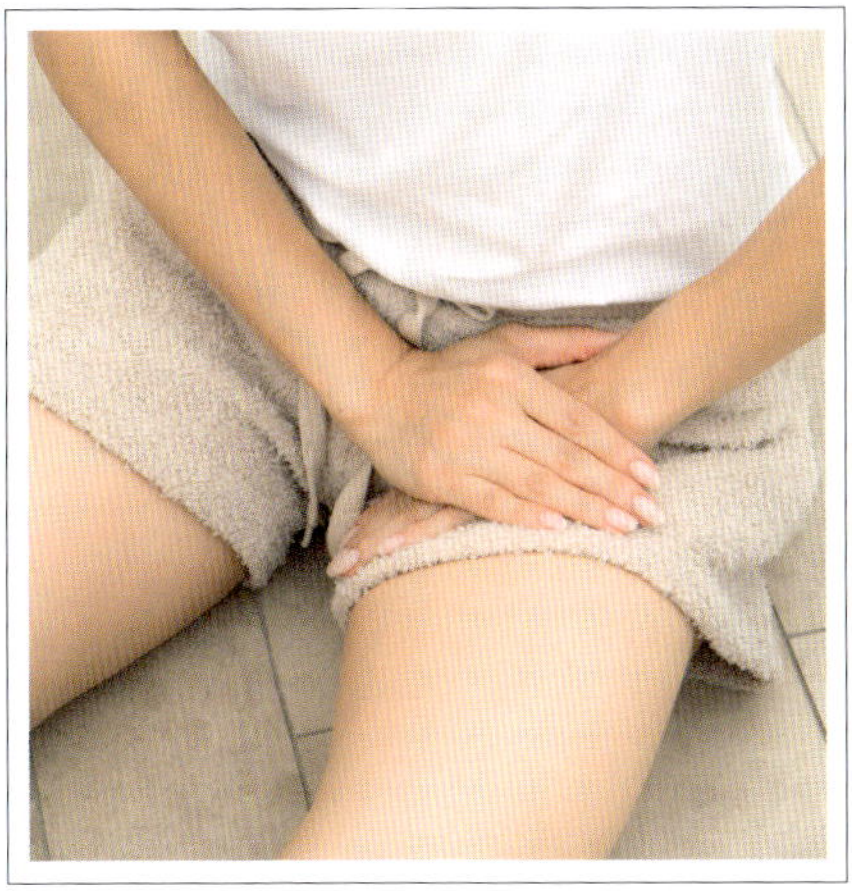

LEG

8.

そけい部のリンパ節を、両手のひらでゆっくりと圧迫して詰まりを流す。2秒押し、2秒で離す×5セット。マッサージの最初にもやるとより効果的。

2 顔のリンパマッサージ

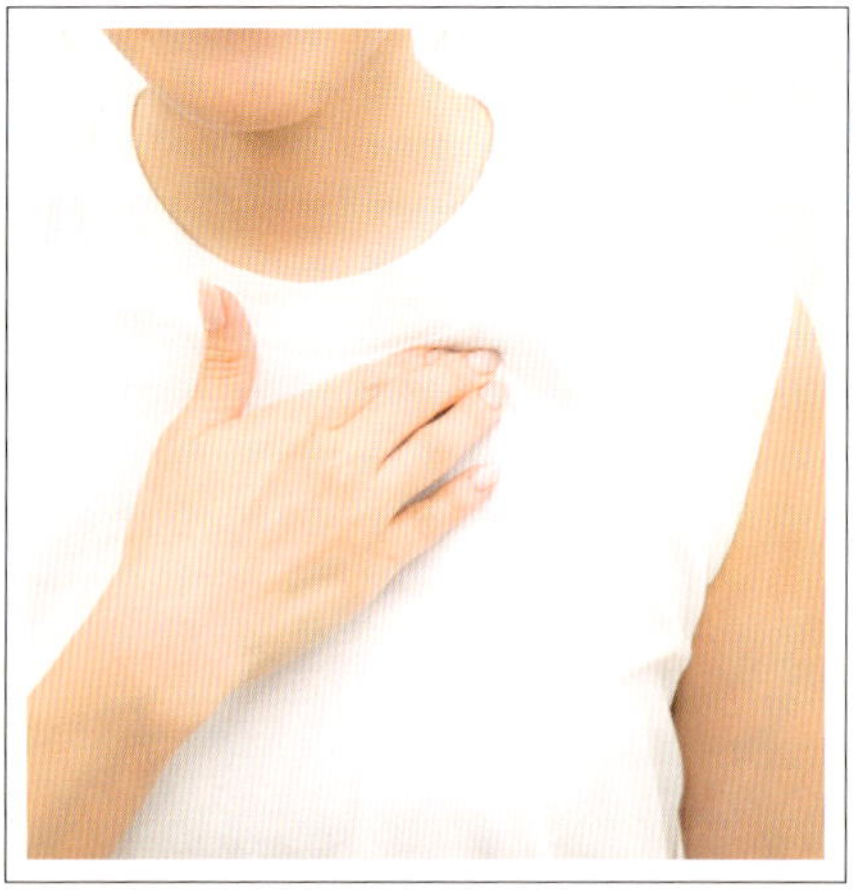

FACE

1.

指先を使い、鎖骨の上と下を痛気持ちいい力加減でくるくる回すようにほぐす。パソコンやスマホで目を酷使している人は凝りやすいので念入りに。

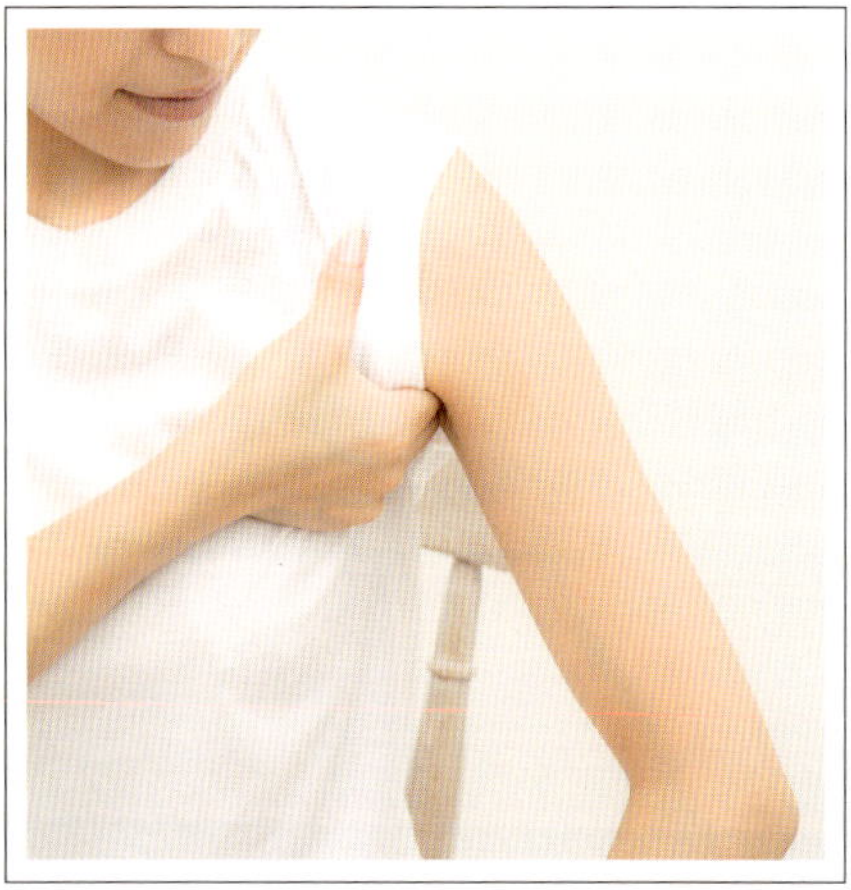

FACE

2.

脇の下に手を入れて、脇を挟み込むように10回程度圧迫。1と2で首回りや脇のリンパの詰まりを取ってから、顔のマッサージをすることが大事。

顔にはたくさんのツボがあり、マッサージでかなりのリラックス効果が得られます。顔は思っている以上に、コリかたまりやすく、疲れが溜まっているので、筋肉をほぐしてしっかり血流とリンパを流しましょう。

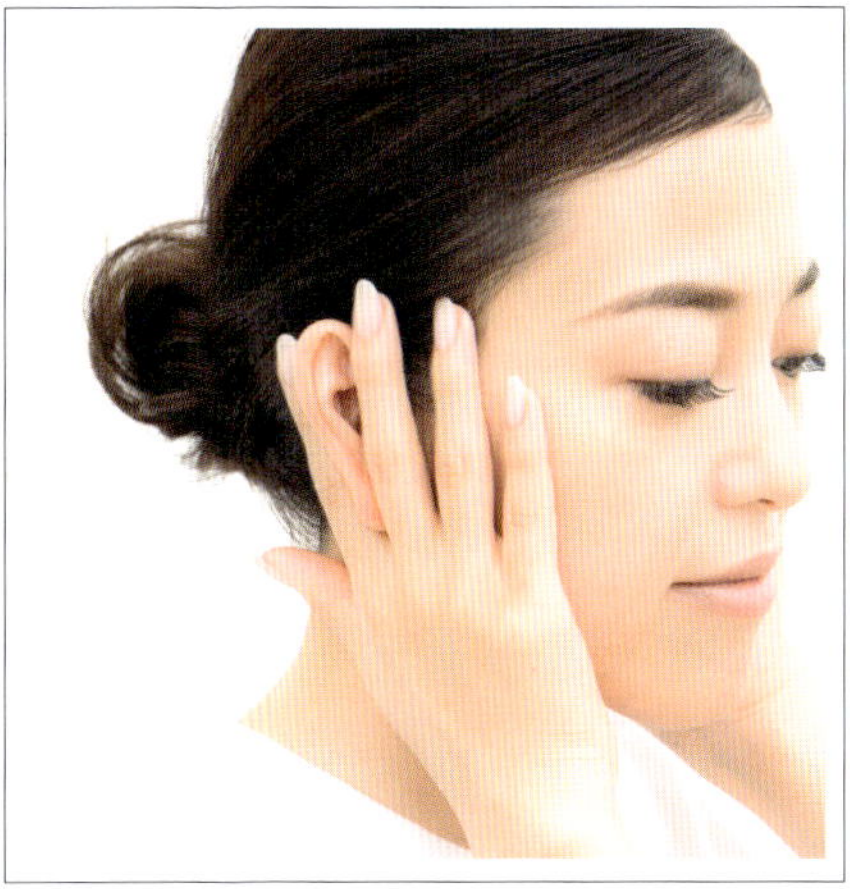

FACE

3.

チョキの指で耳を挟み、耳の根元からグルグルと動かすように刺激。耳を上下左右に引っぱるだけでもOK。血液が一気に流れ、顔色がよくなる。

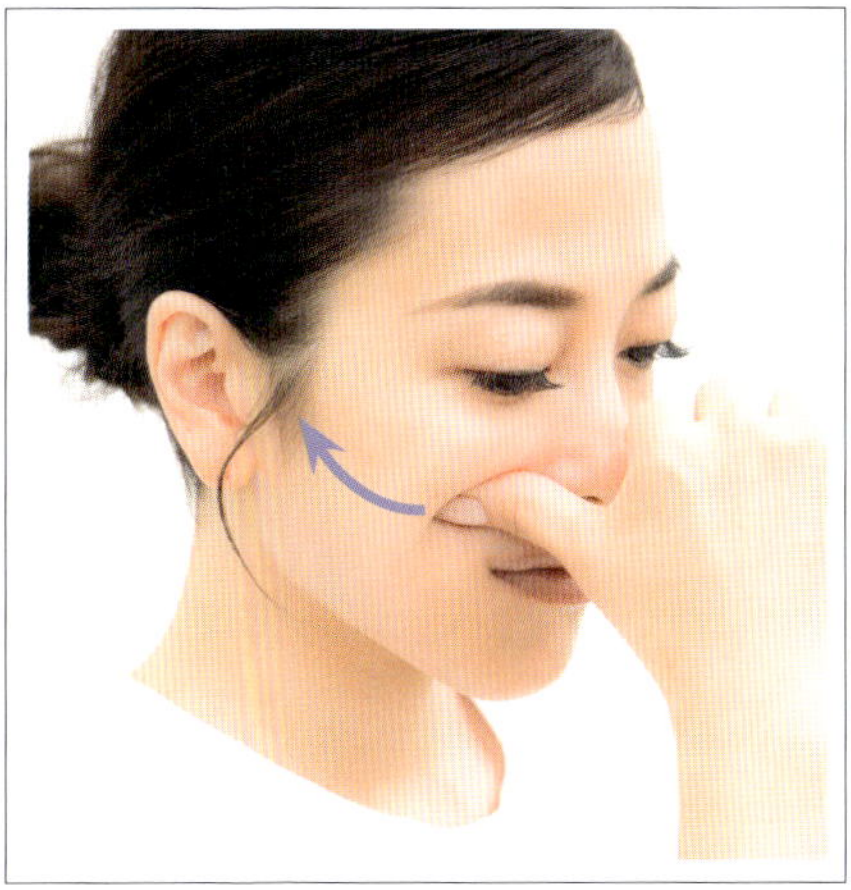

FACE

4.

頬骨の下は老廃物が溜まりやすい部分。親指を使い、小鼻のつけ根から耳の手前まで、少しずつグーッと押し進める。ほうれい線予防にも◎。

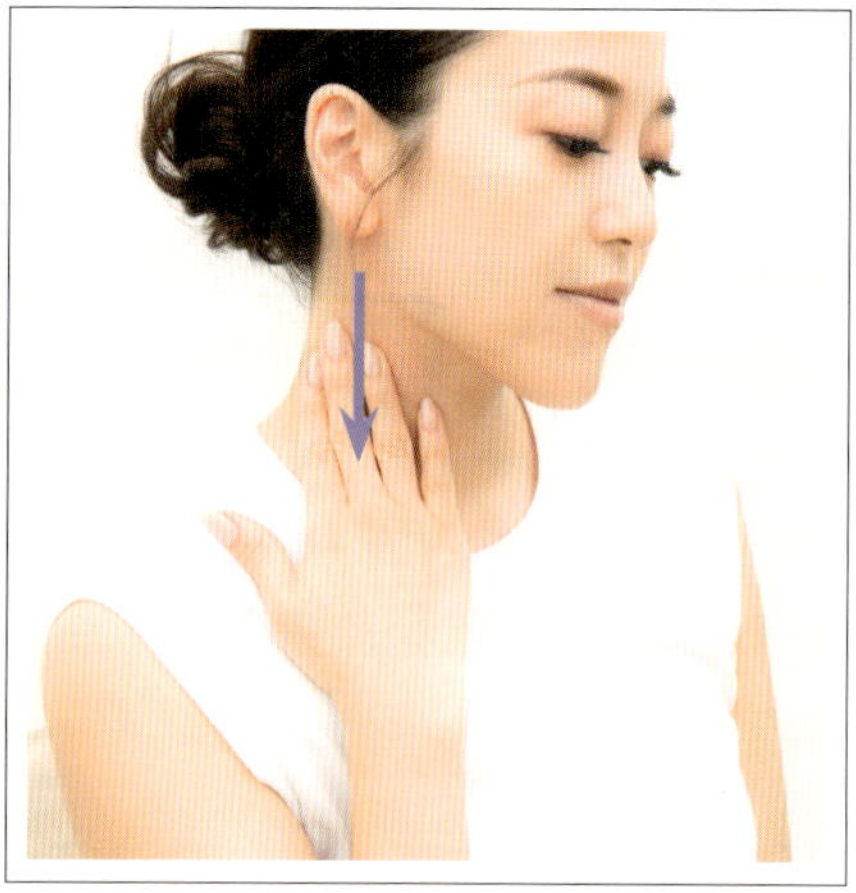

FACE

5.

これまでのステップで集めてきた顔の老廃物をリンパに流す。耳下から鎖骨に向かって、やさしく数回こすり下ろす。首を傾けるとやりやすい。

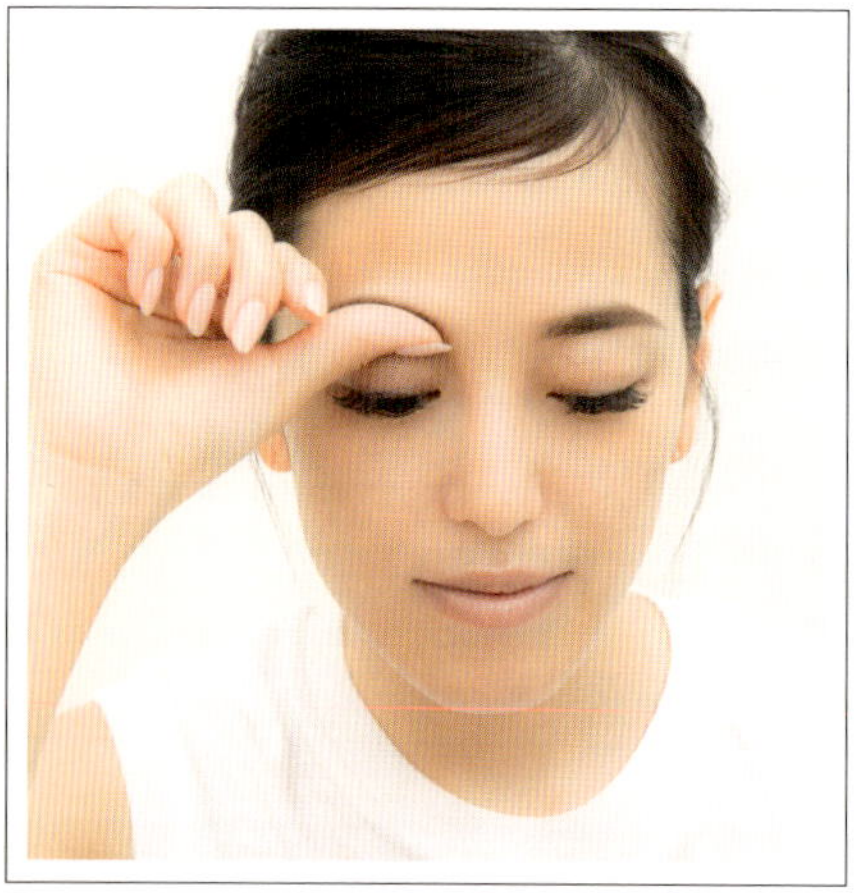

FACE

6.

眉毛の下にある骨のくぼみを30秒くらいグーッとやさしくプッシュ。眉頭から眉尻まで骨に沿って指を動かす。眼精疲労や老眼予防にも効果的。

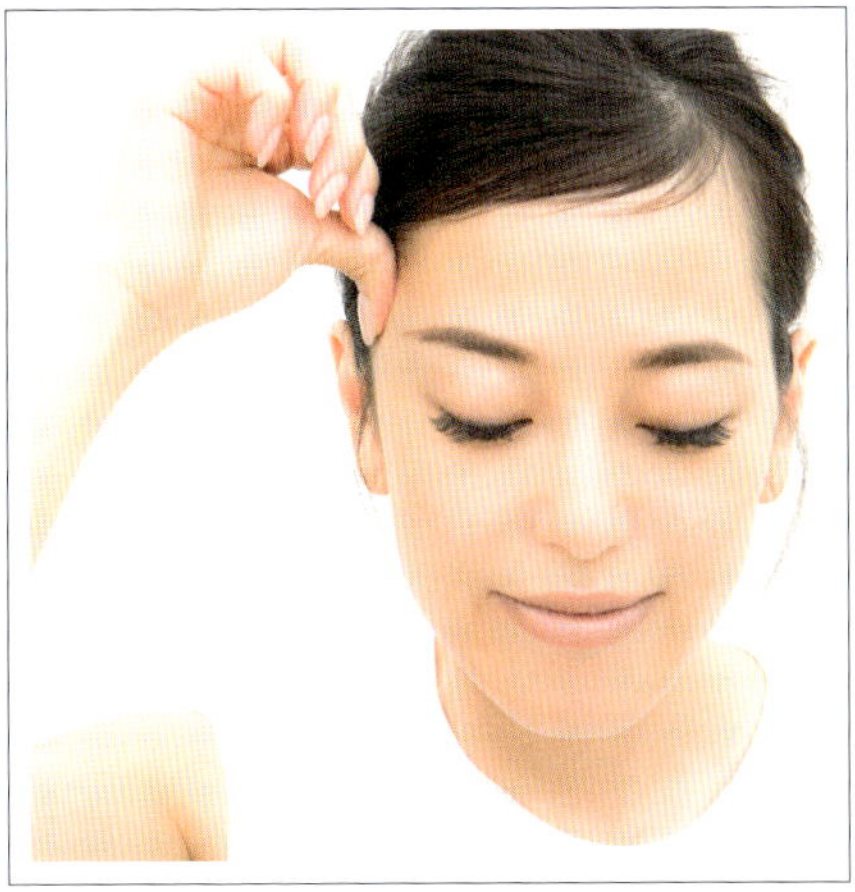

FACE

7.

眉尻まで押したら、そのまま目じりと眉の間のくぼみに進みプッシュ。その後はこめかみまで、痛気持ちいい場所を押す。頭痛や片頭痛にも◎。

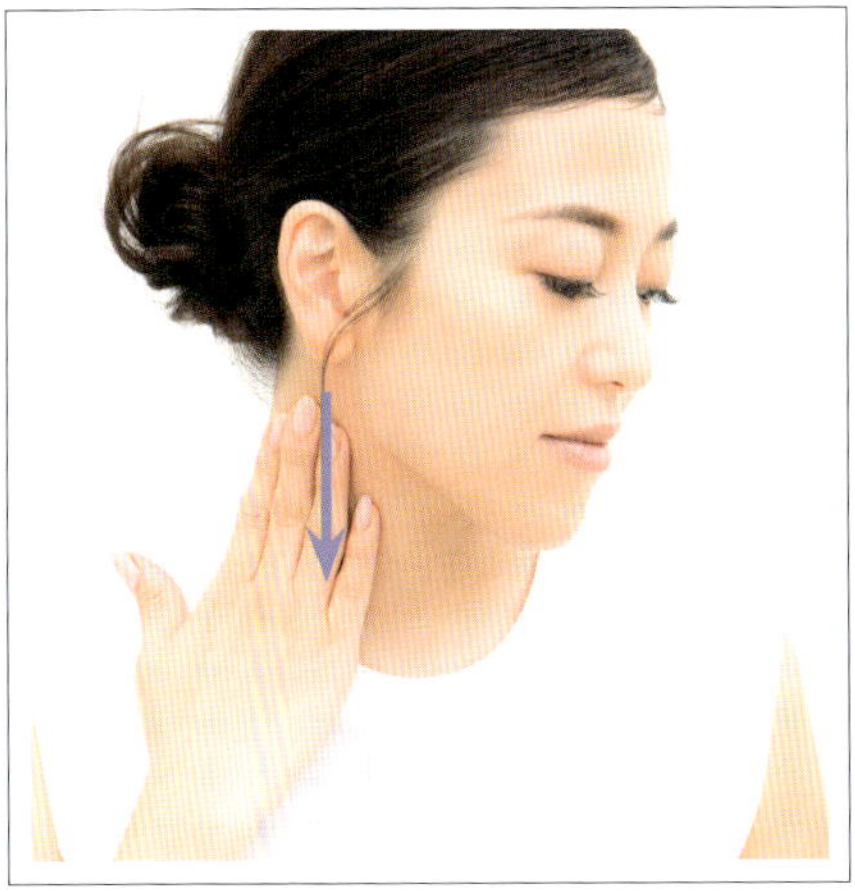

FACE

8.

5と同じように、これまで集めてきた老廃物を鎖骨まで流して。これまでのステップは片手で半顔ずつやってもいいし、両手で同時にやっても。

3 頭皮のマッサージ

硬くなりがちな頭皮は、2～3分でもいいので、とにかく触ってあげることを意識しましょう。仕事の合間に押すだけでもリフレッシュ効果が。オイルを使う場合は、髪の毛がベタついてしまうため、シャンプー前がベストタイミングです。

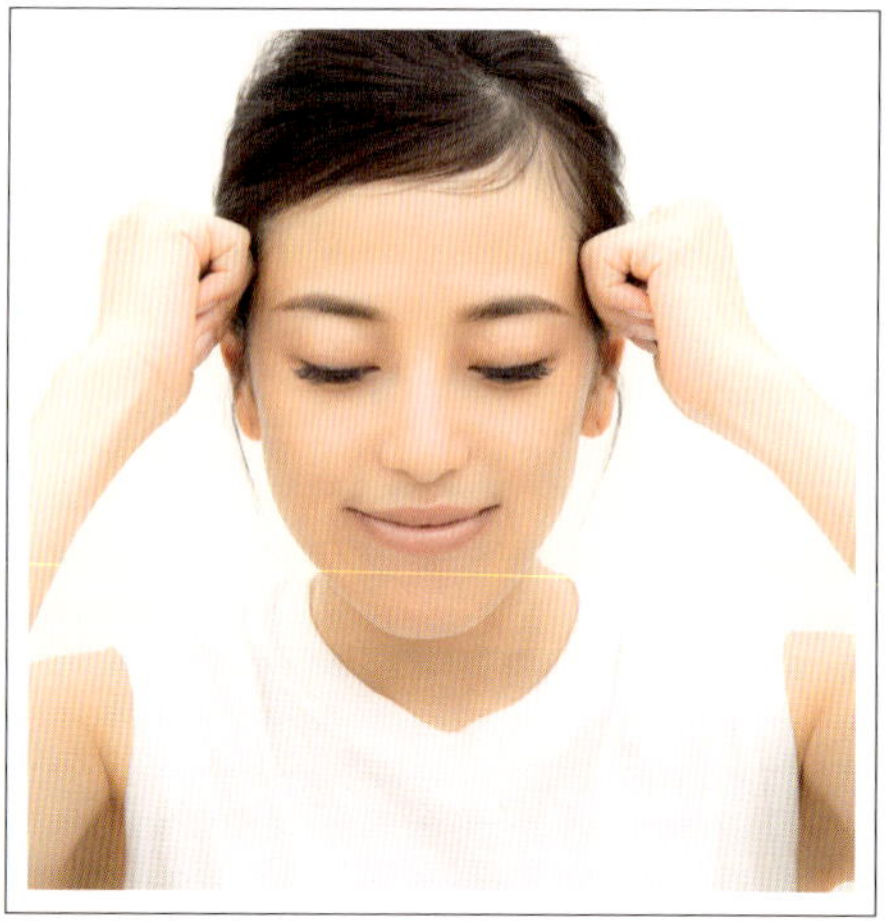

SCALP

1.

両手をグーにして、指の第一関節で眉尻の横をグルグルとほぐす。ここが凝っているとフェイスラインがたるむ原因に。オイルを使う場合は、両手にオイルをのばして、頭皮にすり込んでからマッサージをスタート。

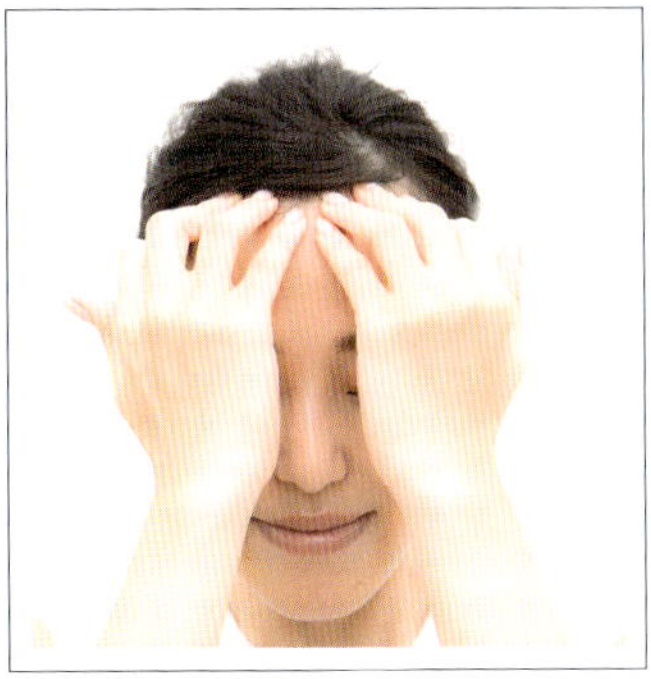

SCALP

2.

親指以外の8本の指で前髪の生え際を押す。そのまま、頭頂部に向かって、1cmずつ押し進めて。頭皮が柔らかくなれば抜け毛も予防。

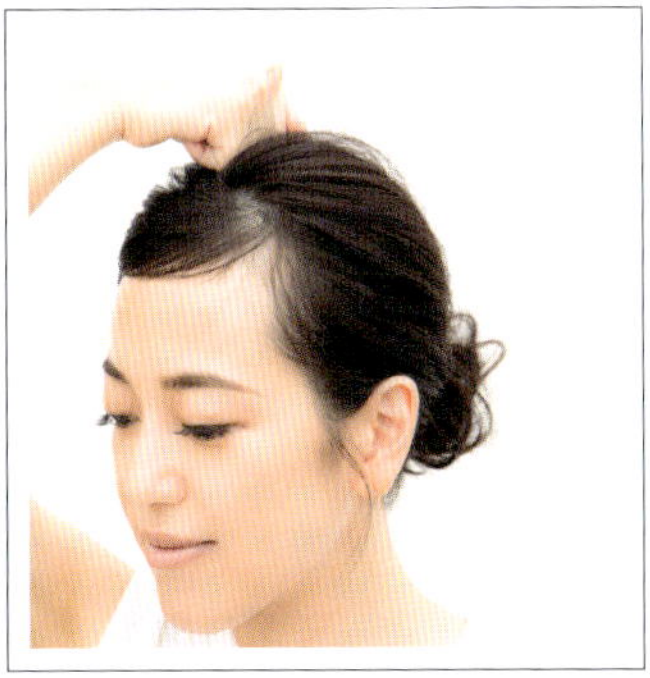

SCALP

3.

両耳と鼻の延長線が交わる、頭のてっぺんは“百会（ひゃくえ）”という万能のツボ。手でこぶしをつくり、そのツボをゆっくり押す。

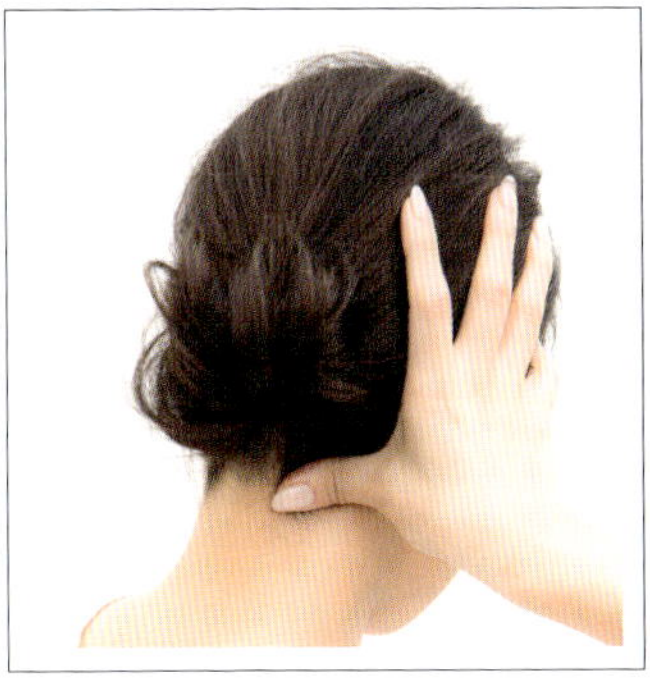

SCALP

4.

うなじの辺りにある左右一対のくぼみ“天柱”を親指で押す。首の凝りや目の疲れによる頭痛にも有効。頭を傾けると押しやすい。

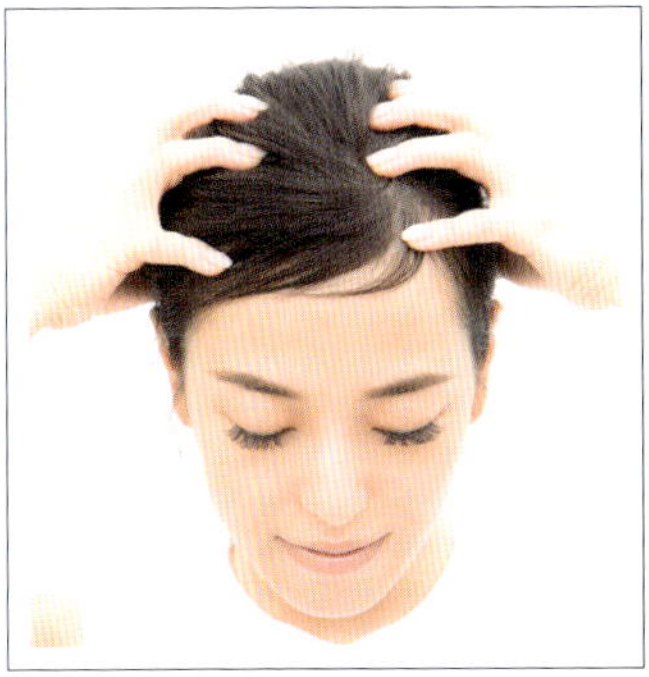

SCALP

5.

最後に指の腹を使って、頭皮を動かすように、全体をまんべんなくほぐせば完了。頭皮のかゆみやフケに悩む人は、精油の力を借りて。

4 肌に効く

肌のお手入れをするとき、マルチな効果を求めるなら「ローズヒップ」のオイルがおすすめ。肌に必要な必須脂肪酸を含み、シミやシワ、くすみや老化などを招く活性酸素を除去してくれます。その人の肌質に合わせて皮脂バランスをととのえる作用もあるので、夏場に脂っぽくなるのは苦手という人もストレスなし。日々のケアとしても肌トラブルがあったときにも頼れるオイルなのですが、注意が必要なのは酸化しやすいこと。酸化したものをからだに塗ったり、飲んだりすることはできるだけ避けたいので、1回分ずつカプセルに入ったものなどを使うのがおすすめです。

顔のくすみをなくしたいなら、週1回のクレイパックを。分子が細かいので、汚れを吸着し、肌のトーンを明るくします。小鼻の黒ずみの解消や肌の引き締め効果もあります。
疲れや寝不足によるストレスで起こる肌荒れには、免疫力を上げて肌を元気にしてくれる「ゴツコラ」がぴったり。水やぬるま湯で割って手軽に摂れるタンチュメールや、1章で紹介したパウダーなどで取り入れるといいでしょう。
そのほか、「カレンデュラ」のオイルや「ラベンダー」の精油も日焼けや乾燥で荒れた肌のケアに使えます。

LIST:

塗るオイル

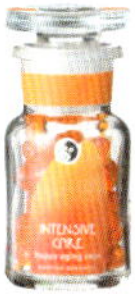

ローズヒップオイル

1回分が1カプセルの新鮮なオイル。ジャスミンやイランイランなどの香りも癒し効果。

マルティナ インテンシブフローラルオイル 40粒入 7,800円／おもちゃ箱

クレイ

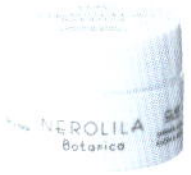

クレイパック

沖縄の泥を使用。吸着力が高いため週1の使用がベスト。小鼻なら2、3日に1回でも。

ネロリラ ボタニカ アースマスク（クレイマスク）65g 4,200円／ビーバイ・イー

タンチュメール

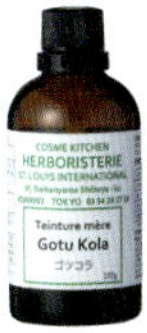

ゴツコラ

WHOが“21世紀に残したいハーブ”と認めたゴツコラ。からだの内側から肌をサポート。

エルボリステリア　タンチュメール ゴツコラ 100g 2,600円／コスメキッチン

5 シミ・シワに効く

前ページでもご紹介した「ゴツコラ」は、肌を元気にしてくれる作用に加えて、コラーゲン、エラスチン、ヒアルロン酸をつくり出す真皮層の線維芽細胞に働きかけてくれるパワーがあります。「ゴツコラ」のタンチュメールやハーブティーを継続的に飲むことで、からだの内側からの若返りが後押しされ、肌の潤いとハリが持続します。自分のからだの中にある〝コラーゲン生成工場〟が常に勢いよく動き続けるので、肌のトラブルには万能な植物といえるでしょう。

「ローズ」の精油もシミやシワに効果を発揮します。ベースオイルで希釈して、毎日のスキンケアに取り入れてください。コラーゲンがつくられるのを助けてくれ、新しい細胞が生まれる手助けにもなります。また、メラニンの発生を抑制する効果もあるので、美白効果が期待できます。ちなみに、「ローズ」の精油には抽出方法が二種類あり、スキンケアに向いているのは「ローズオットー」。ただし精油を抽出する際に溶剤を使わず水蒸気蒸留法でつくられるため、とても希少で高価です。同じような効果で買いやすいものを探すなら「ゼラニウム」がいいでしょう。

また、シミ・シワの原因となる活性酸素を抑制するために、持続型のビタミンCを一緒に摂ることも大切です。

LIST:

タンチュメール

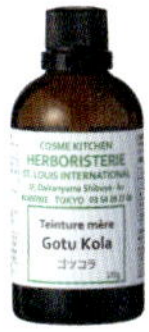

ゴツコラ

よく化粧品にも使われている肌に効くハーブ。ニキビや吹き出物にも作用する万能さ。

エルボリステリア　タンチュメール ゴツコラ 100g 2,600円／コスメキッチン

精油

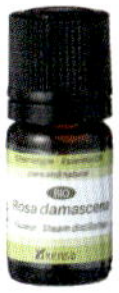

ローズオットー

肌タイプを選ばない特別な精油。肌をひきしめて潤し、シワにも効果的。

ケンソー ローズ 5ml 26,000円／健草医学舎

サプリメント

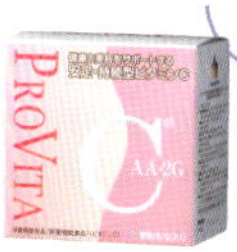

プロビタC

水がなくても飲める、甘くて飲みやすい顆粒。活性酸素を除去し、シミを抑制。

プロビタC 120g（2.0g×60包）5,714円／アスコルバイオ研究所

6 髪に効く

女性にとって髪の毛の悩みは尽きないもの。サラサラの髪でいたい、艶やコシが欲しいというものから、白髪や髪が細くなった、薄くなったというものまで幅広くあります。さらに出産後には、抜け毛に悩む方がほとんどだと思います。

髪の毛の悩みに必要な栄養素は鉄分や亜鉛、ケイ素などのミネラルです。髪の毛は、東洋医学では〝血の余り〟ともいわれます。血液が運ぶ栄養は、生命に欠かせないところから届けられ、余ったものが髪にわたるということ。特に女性は、毎月の月経で大量の血を失いますから、血の元になる鉄分を日頃からしっかり摂っておくことが大事です。また、抜け毛や薄毛を招く酵素を抑制する働きや、育毛効果が期待できる亜鉛も欠かせません。亜鉛やケイ素は、髪の毛の元となるたんぱく質を合成する手助けもしてくれるので、艶やコシのある丈夫な髪づくりにも役立ちます。

このようなミネラルを食事だけでしっかり補うのはなかなか難しいもの。そんなときの手助けをしてくれるのが、髪の成長に必要なミネラルが豊富な「スギナ」です。

ほかにも、シャンプーやトリートメントを育毛効果のある「オレンジ」の精油を含むタイプに変えるのも手。頭皮の血行をよくしてくれる「ローズマリー」の精油をシャンプーに数滴混ぜるという方法もあります。

LIST:

食用パウダー

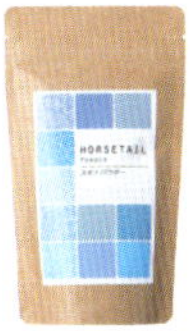

スギナ

スギナ茶より、粉で摂るほうが効率よく吸収。食べ物に混ぜたり、水で溶いて飲む。

マクロヘルス® スギナパウダー 100g 1,800円／プレマ

シャンプー　トリートメント

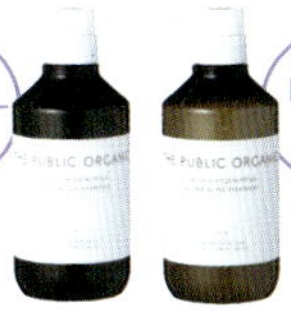

精油入りシャンプー

オレンジとユーカリの精油で、浴室がスパの香りに。

ザ パブリック オーガニック スーパーリフレッシュ シャンプー、ヘア トリートメント 各500ml 1,544円／ともにカラーズ

精油

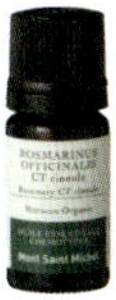

ローズマリー

頭皮を引き締める作用で、顔の肌が引き上がり、顔のたるみも軽減。一石二鳥の効果。

モンサンミッシェル　ローズマリー シネオール 5ml 1,400円／サンリツ

7 ダイエットに効く

自然ぐすりのダイエットでは、短期間で急激な効果を期待するより、利尿作用を高めてからだの中に溜まった毒素を出したり、むくみを取ったり、排出力の高いからだを目指しましょう。また、過食の原因となるストレスのケアを根本から行うことで太りにくいからだをつくり、やせるだけでなく、からだがととのうというメリットも。

ストレスで過食に走ってしまいやすい人には、「エゾウコギ（シベリアンジンセン）」を。ストレスホルモンの過剰分泌を抑えてくれるので、食べてイライラを解消するといった悪いスパイラルから抜け出せます。

からだの中に溜まった毒素の排出には「ダンディーライオン」を。利尿作用が高くなり、からだの中の不要物をたくさん出してくれます。消化を促してむくみを排出し、便秘の解消にも。ハーブティーや、その根をローストしたノンカフェインのたんぽぽコーヒーなどで取り入れましょう。「ドクダミ」も同じような効果があります。

利尿作用に加えて、からだの脂肪を分解し、セルライトを流しやすくするのが「白樺」エキス。北海道に多く自生する白樺の、白い幹から春にだけ取れる希少な成分で、別名ホワイトバーチウォーターともいわれます。ダイエットをしたいときは、1日に2回、継続して飲むと、毒素を排出しやすいからだになります。

LIST:

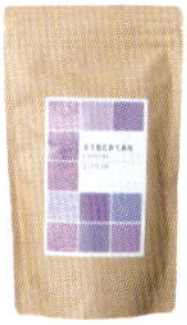

お茶

エゾウコギ

味にはクセがあるので、レモングラスやメリッサと混ぜるなど、ひと手間工夫を。

マクロヘルス® エゾウコギ パウダー 200g 2,200円／プレマ

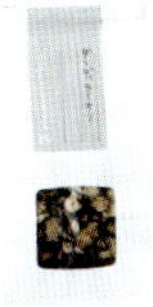

お茶

ダンディーライオン

腸のぜんどう運動を促進するので便秘にも効果あり。水分を排出するカリウムが豊富。

ハーブティー　ダンディーライオン 50g 1,250円／ハーブマイスターセンター

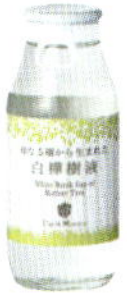

食用エキス

白樺

薄めずそのまま飲むタイプ。浸透圧が高く吸収しやすく、肝臓や腎臓の働きを助ける。

母なる樹から生まれた白樺樹液 180ml 300円／セントモニカ

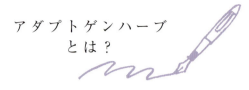

アダプトゲンハーブ
とは？

What's ADAPTOGENS HERB?

植物はさまざまな効果、効能をもっていますが、その中でも“精神と肉体、その両方へのストレスに対する抵抗力を高め、からだを正常な状態に導く働き”をもつ万能なハーブのことを「アダプトゲンハーブ」と呼びます。また、その働きのことを「アダプトゲン作用」といっています。

本書で紹介している植物の中で、「アダプトゲンハーブ」に分類される代表的なものは、「エゾウコギ(シベリアンジンセン)」と「高麗人参」です。どちらも同じウコギ科の植物で、効果・効能は似ており、ともに、精神的なストレスケアをしながら、からだの免疫力や抵抗力を高めて肉体的疲労にも効果を発揮します。非常に疲れが溜まっているとき、病後の回復をはかるとき、精神的なストレスが大きくかかっているときなどに心強い助けとなってくれます。

それに加えて、「エゾウコギ」は、自律神経のバランスをととのえ、集中力や運動能力を高める作用もあります。以前、オリンピックの選手がからだづくりに使っていたことから広く知られるようになりました。

日本人はつい、ストレスがあっても、がんばることを美徳と考えがちです。私自身も、若年性更年期障害で悩まされていたころはそんなふうに考えていました。からだの健康だけでなく、メンタルヘルスの重要性も叫ばれる現代。忙しく過ごす人たちにとって、疲労によるストレスへの抵抗力を、精神的にも肉体的にも高め、バランスをとってくれるアダプトゲンハーブは、欠かせない存在です。

Chapter 4.

Life with phytotherapy

女性“性”のための自然ぐすり

Phytotherapy for female sexuality

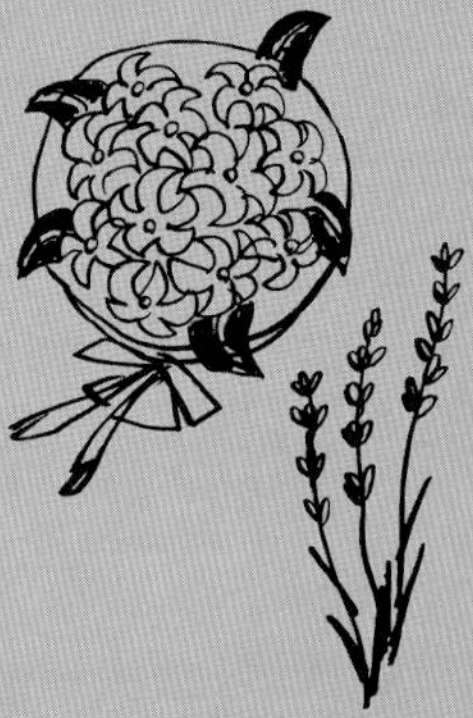

妊娠、出産といった女性のライフイベントにも
自然ぐすりはやさしく、効果的に寄り添います。
女性ならぜひ大切にしてほしい
デリケートゾーンのケアについてもお話しします。

phytotherapy talk

「女性ならではのからだをきちんとととのえていきましょう」

女性のからだは、月経が始まり排卵がスタートする11歳、12歳ごろから、閉経する50歳前後まで、ほぼ一生のあいだ、女性ホルモンに左右されます。

ですが、セミナーや講義でいろいろお伝えしていると、自分のからだについてや、ケアの方法をあまりよく知らない女性が多いと感じます。日本では今も、学校でも、社会でも、ちゃんと教えてはくれないのが現状です。家庭でも、月経が来たからとお赤飯をたく文化はあっても、月経はどうして起こるのか、どうケアするのかをしっかりと話してもらえる機会は少ないと思います。女性ホルモンってどこでつくられて、どこを流れているのか、と聞かれても答えられない人がほとんど。私自身も、自分が病気になるまでは詳しくわかってはいませんでした——。

女性ホルモンは、子宮の両脇にひとつずつある、アーモンドくらいの大きさの卵巣でつくられています。昔からよく「女の子はからだを冷やしちゃダメ」、「子宮を温めなさい」と言われるのは、卵巣の働きをよくするためです。

そして、女性ホルモンは、実はコレステロールからつくられています。極端な油抜きダイエットをすると、月経が乱れたり、一気に肌がカサカサになってしまったり、自律神経が乱れてしまったりするのはそのためです。

スクールには、妊活中という女性もいらっしゃいますが、その方たちに私がまずお伝えするのは、きちんとからだをととのえることの大切さです。

こころもからだも健やかでいるためには、まずは女性特有のからだのことをよく知ったうえで、ととのえる方法を覚えていきましょう。

phytotherapy
talk

「妊娠したい女性に必要な3つのケアは自然ぐすりで」

妊娠を望む女性にとって、とても大事なことは、「体温ケア」「ストレスケア」「ホルモンバランスのケア」の３つです。自然ぐすりなら、これらをすべて包括的にケアできます。

まずは、ひとつ目の「体温ケア」について。お腹まわりや子宮が冷えていると卵巣機能が低下し、卵子が健康に育たなくなったり、着床しにくくなったりします。ちゃんと排卵日を把握して性交しても、からだが冷えていると、妊娠する確率が低くなってしまいます。体温が０・２度上がるだけで、妊娠率も上がるといわれているほど、温めることは大切です。

続いてふたつ目の「ストレスケア」について。ストレスがある状態が続くと、ホルモンバランスが乱れて、卵巣機能の働きに悪影響が出てきます。月経のリズムが乱れ、ひどい場合には無排卵になってしまうことも。それでは妊娠どころではありません。現代の女性は、忙しく働いている人も多く、常に戦闘モード。アドレナリンが常に出ている状態で、交感神経が優位になりすぎ、生殖機能のスイッチがオンになりにくいのです。副交感神経を優位にさせる飲み物や香りで精神をリラックスさせましょう。

そして「ホルモンバランスのケア」。基礎体温や月経の状態を見て、生活習慣や食事を見直し、植物性のホルモン作用のあるものを取り入れてバランスをととのえます。

妊娠したい女性は、この3つのポイントに有効な自然ぐすりを取り入れて〝いつでも産めるからだづくり〟を始めておきましょう。自然ぐすりケアを始めてからだをととのえていったことで、2~3か月で妊娠したという報告をもらったこともあります。

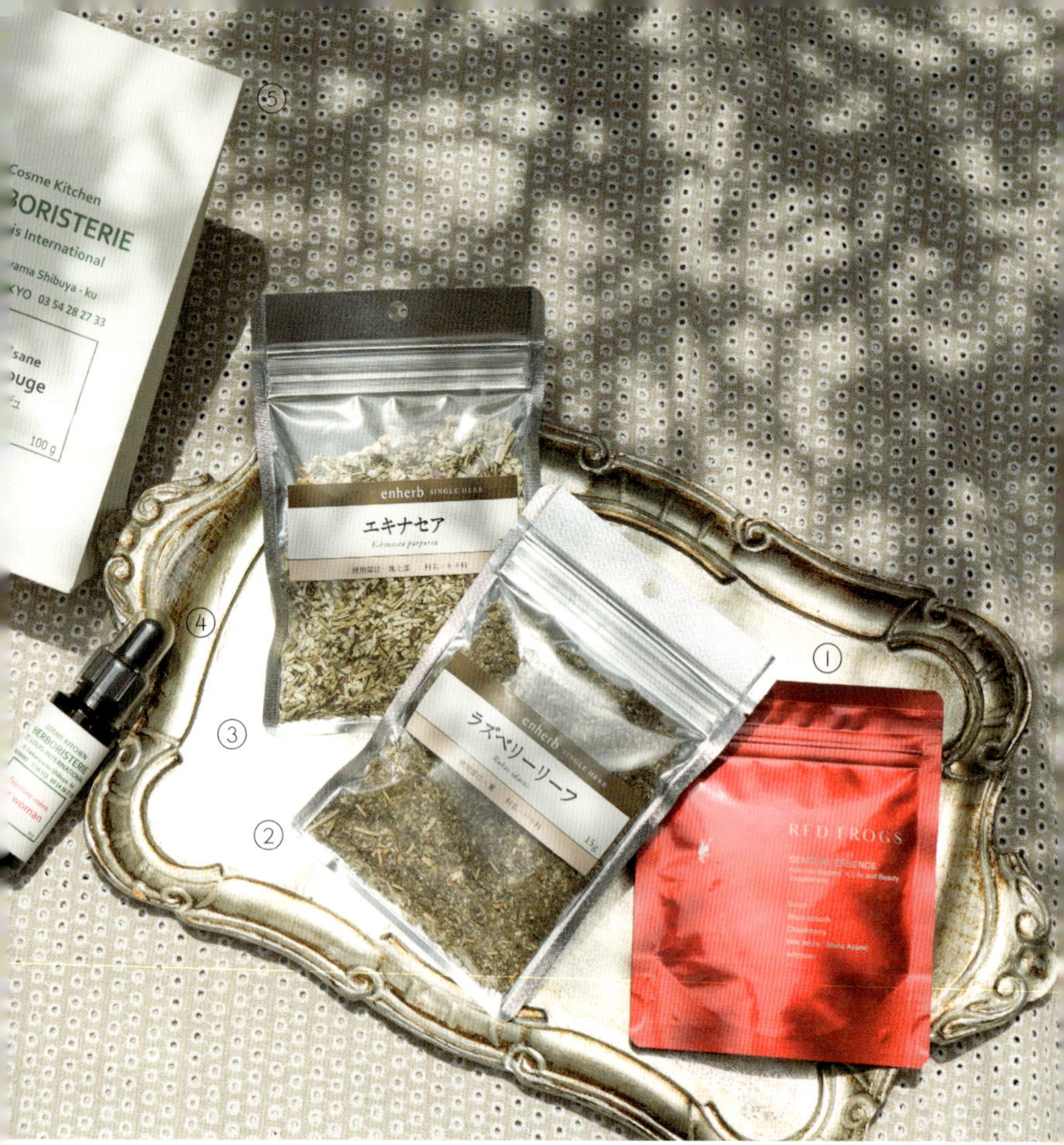

① サプリメント

ボロン

ボロンのほか、チェストベリーなどもバランスよく入っている最強サプリメント。

センシュアルエッセンス 90粒入 6,800円／レッドフロッグズ

② お茶

ラズベリーリーフ

精子をしっかり絡め取れるよう、膣内の粘液力を高めてくれる。子宮の強壮効果もある。

ハーブティー　ラズベリーリーフ 15g 500円／ハーブ専門店 enherb

③ お茶

エキナセア

免疫を高めて、妊娠できる健康なからだづくりに。男性も一緒に飲むとより効果的。

ハーブティー　エキナセア 25g 650円／ハーブ専門店 enherb

for PREGNANCY

妊活するなら
絶対摂っておきたい
アイテム

スクールの生徒さんで、妊活に励んでいるという方がいると、必ず紹介するのがこれらの自然ぐすりです。「ボロン」はキャベツから抽出される成分で、女性ホルモン様作用があります。ほかのハーブも、女性ホルモン様作用があったり、からだを温めたり、免疫力をアップさせるような、妊活のためのからだづくりをするもの。ハーブティーはブレンドして抽出し、持ち歩いても飲むことをおすすめします。

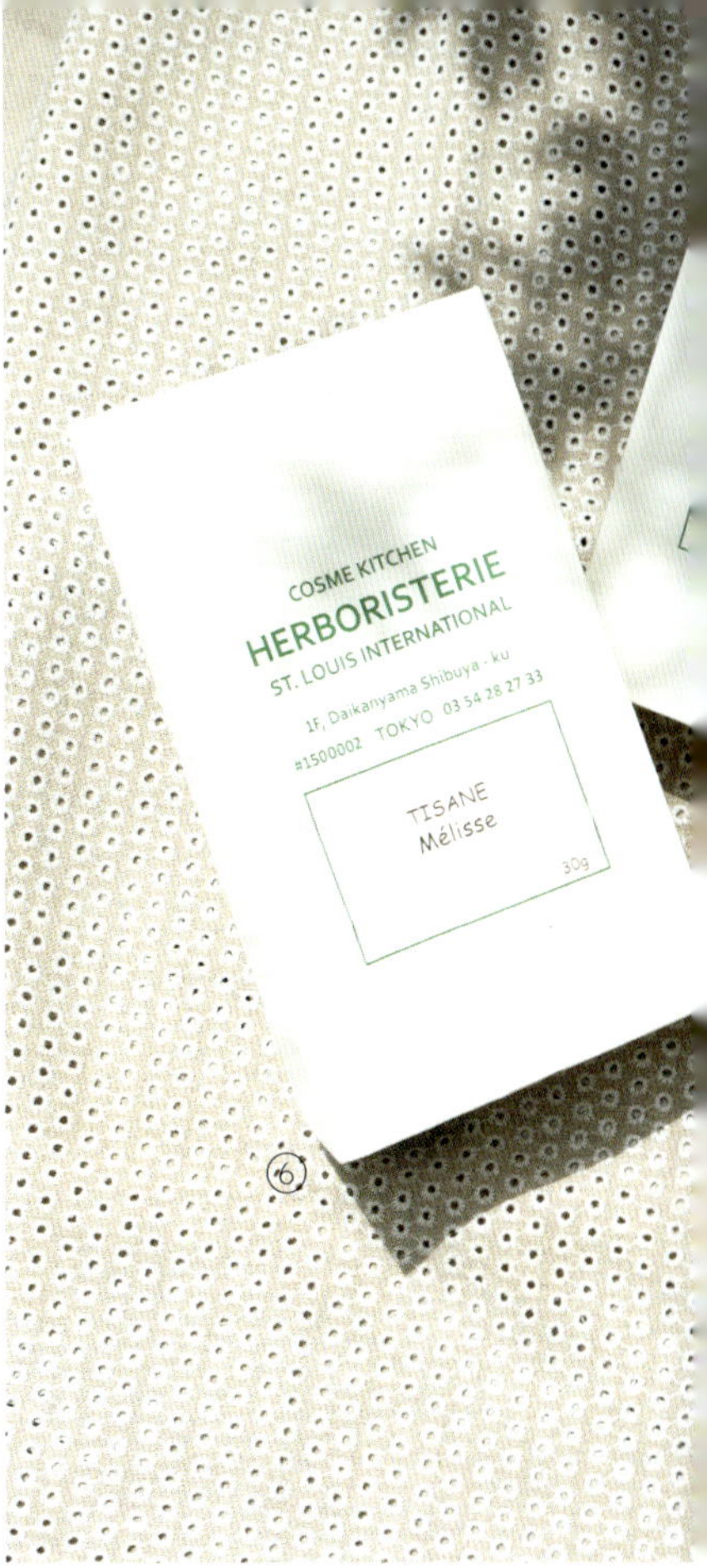

⑥ お茶

メリッサ

ストレスをケアし、精神を安定させてくれる。月経不順をサポートする働きもある。

エルボリステリア ティザンヌ メリッサ50g 1,900円／コスメキッチン

⑤ お茶

ヴァンルージュ

酸化による子宮や卵巣の老化をストップ。血流を促進し、子宮やからだの冷えを解消。

エルボリステリア ティザンヌ ヴァンルージュ70g 2,500円／コスメキッチン

④ タンチュメール

for woman

女性ホルモンにアプローチ。植物性のプロゲステロンとエストロゲンが1本で摂れる。

エルボリステリア タンチュメール for woman 30g 2,800円／コスメキッチン

phytotherapy
talk

「産前、産後のケアを取り入れて出産をスムーズに」

産前に膣や乳頭のケアをしておくことで、出産や産後がとてもラクになります。

〝会陰切開《えいんせっかい》〟という言葉を耳にしたことはありますか？ 約10㎝ほど開いた膣口から、赤ちゃんが産まれてくるときに裂傷を防ぐ目的で、外陰部と肛門の間にある会陰を出産時に切ることです。会陰切開は、日本の出産においては、比較的一般的なことなのですが、やはりからだを切るということは、母体には負担になります。妊娠32週目以降、毎日会陰のマッサージをしていれば、膣口や会陰がやわらかくなり、切開せず出産できたり、たとえ切開しても傷が治りやすくなります。ほかにもオイルを浸したガーゼやコットンをあててそのままひと晩寝る、オイルパックも同じ効果があります。

オイルで乳頭マッサージもしておくと、授乳時に乳頭が切れるのを防いでくれます。お腹まわりには、妊娠中から皮膚を柔軟にしてくれるクリームやオイルを塗っておくと、妊娠線の予防になります。

産後には、「真正ラベンダー」の精油で手あてをしましょう。産後の会陰は、赤く腫れて炎症を起こしている状態。会陰に精油をそのまま、あるいは精油を「スイートアーモンド」や「アプリコット」種子油のベースオイルで希釈したものを塗ります。出産直後から3〜4時間おきに塗っておくと、会陰の炎症の回復は非常に早くなります。

「よもぎ」の入浴剤やよもぎ茶でからだを温めると、産後のからだの回復を助けてくれるほか、母乳で失われがちな鉄分も補えます。

「ラズベリーリーフ」は、産前に飲むと子宮まわりの筋肉を強壮し、産後に飲むと母乳の出がよくなり、乳腺炎の予防にもなる頼れるアイテムです。

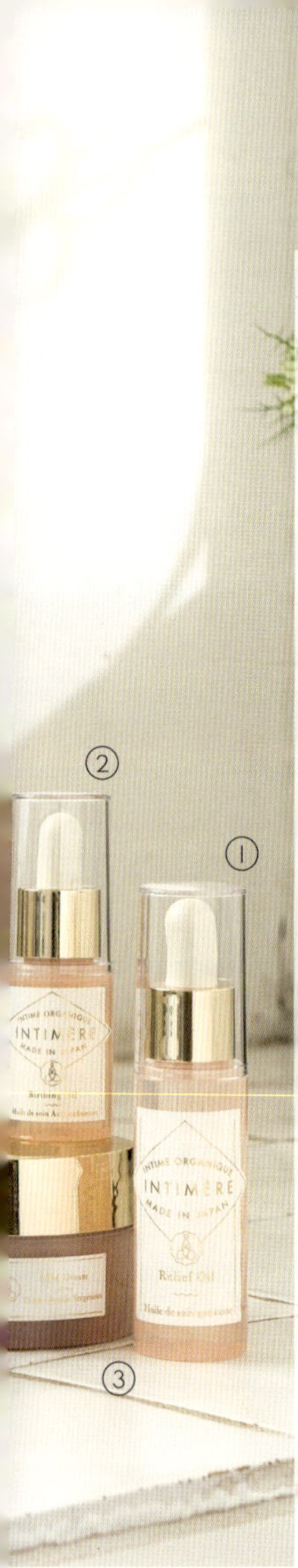

① マッサージオイル

リリーフオイル

妊娠中の脚のむくみや腰の痛みをケア。ペパーミントの香りはつわりを軽減してくれる。

インティメール リリーフオイル 50ml 8,000円／サンルイ・インターナッショナル

② マッサージオイル

バーシングオイル

32週目以降の会陰マッサージや膣パック、乳頭マッサージで、やわらかなからだに。

インティメール バーシングオイル 30ml 10,000円／サンルイ・インターナッショナル

③ クリーム

STMクリーム

塗布するのは、妊娠線ができやすいお腹、胸、お尻、太ももに。できた妊娠線にも効く。

インティメール STMクリーム 100g 6,000円／サンルイ・インターナッショナル

④ 精油

ネロリ

産後うつの予防に。産後すぐからの芳香浴が理想。出産入院セットに入れておきたい。

モンサンミッシェル ネロリ 3ml 11,000円／サンリツ

⑤ 精油

真正ラベンダー

ラベンダーの精油の中でも鎮静効果が高い。産後の会陰ケアも、出産日から始めたい。

モンサンミッシェル 真正ラベンダー 5ml 1,900円／サンリツ

⑥ 入浴液

よもぎ

産前、産後、どちらにも使える。からだを温め、悪露（おろ）の排出をよくする作用も。

よもぎ湯 7パック入り 649円／ゆいの里

⑦ お茶

よもぎ

母乳のもとになる血液を増やしたり、子宮の戻りを助ける働きもある。

よもぎ茶 100g 800円／川本屋茶舗

⑧ お茶

ラズベリーリーフ

妊活、妊娠、産後とずっと頼れるハーブティー。産後は、子宮と母乳の両方をサポート。

ハーブティー　ラズベリーリーフ 15g 500円／ハーブ専門店enherb

for BIRTH

産前、産後に
取り入れたいアイテム

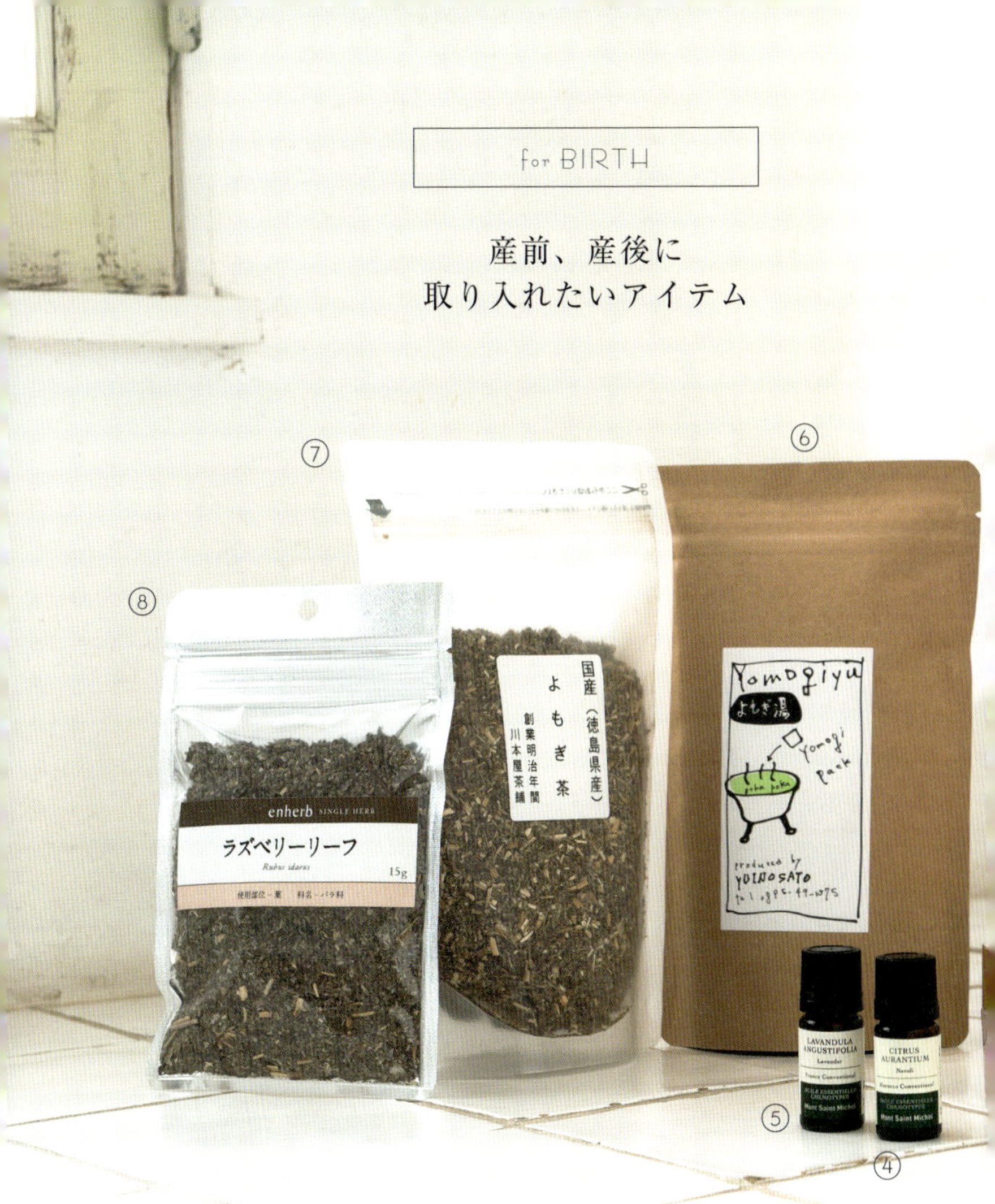

産前は、健やかな出産に備えてからだのケアを。産後は、大きなダメージを受けたからだの回復を自然ぐすりが早めます。出産の最中に助けてくれるものもあり、まさに女性にとって心身ともに頼りになる存在です。なお、妊娠中は女性ホルモン様作用のあるものなど、禁忌の植物もありますので気をつけましょう。

phytotherapy
talk

「デリケートゾーンは女性にとって もっとも大切な場所です」

ここまで、妊娠・出産についてお伝えしてきました。女性にとって大事な臓器である〝子宮〟。そこに直接つながるのがデリケートゾーンです。

そんな大切なデリケートゾーンは、女性のからだの中でいちばん酷使している場所といっても過言ではありません。排卵、月経、排泄、性行為、妊娠、出産と、忙しく大事な役割を果たしてくれています。だからしっかりとケアをしてあげる必要があるのです。

ですが日本人の場合は特に、なんだか恥ずかしいという理由から、あまり関心をもたないでいる女性がとても多いのが現状です。

　排泄後に拭くときも清潔が第一と、ゴシゴシと強くこすってしまっている人もいます。デリケートゾーンは顔より角質がうすいので、こすって刺激すると、黒ずみや乾燥の原因になってしまいます。その乾燥を放っておくと、外陰部のひだがハリをなくし、さらに黒ずむ悪循環に。

　多くの女性は、顔は洗顔料、からだはボディソープと、専用のものを使っているのに、こんなに敏感なデリケートゾーンには専用のソープを使っていない……。デリケートゾーンは顔やからだの肌より、弱酸性の状態をキープすることがとても大切な場所です。アルカリ性の一般的なボディソープでは刺激が強すぎて、膣内の常在菌を殺してしまい、免疫力が落ちる原因になります。ですから、デリケートゾーンには専用のアイテムを使うことが、女性の健康につながる大切なことだと、声を大にしていいたいのです。

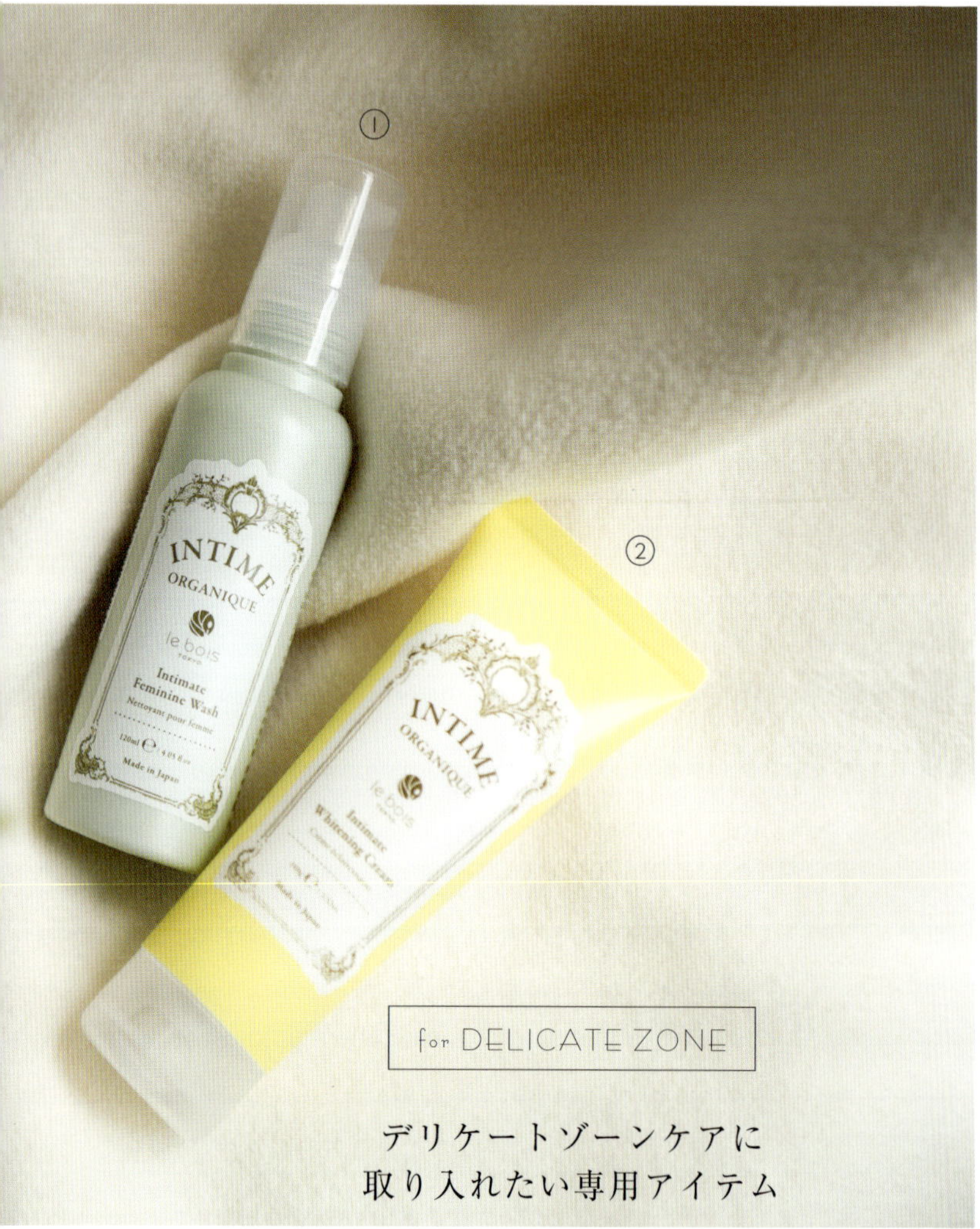

for DELICATE ZONE

デリケートゾーンケアに 取り入れたい専用アイテム

デリケートゾーンは、からだの中でいちばん敏感で、大事な場所。だから、デリケートゾーンのためにつくられた専用アイテムでのケアが大切です。

まず揃えたいのは、洗浄ソープと、保湿クリーム。

出先で使えるウェットシートもあると一日中快適に。

①

ウォッシュ

フェミニンウォッシュ

女性性が高まる精油配合のデリケートゾーン用ソープ。潤いを保ちながら洗える。

アンティーム フェミニン ウォッシュ 120ml 2,000円／サンルイ・インターナッショナル

②

クリーム

ホワイトクリーム

デリケートゾーンの気になる黒ずみを解消しながら保湿。膣まわり、脇、乳頭にも。

アンティーム ホワイトクリーム 100g 2,600円／サンルイ・インターナッショナル

③

シート

ハイジーンシート

流せるタイプのオーガニックウェットシート。むれや月経のときなどにサッとひと拭き。

アンティーム ハイジーンシート 12枚入 1,500円／サンルイ・インターナッショナル

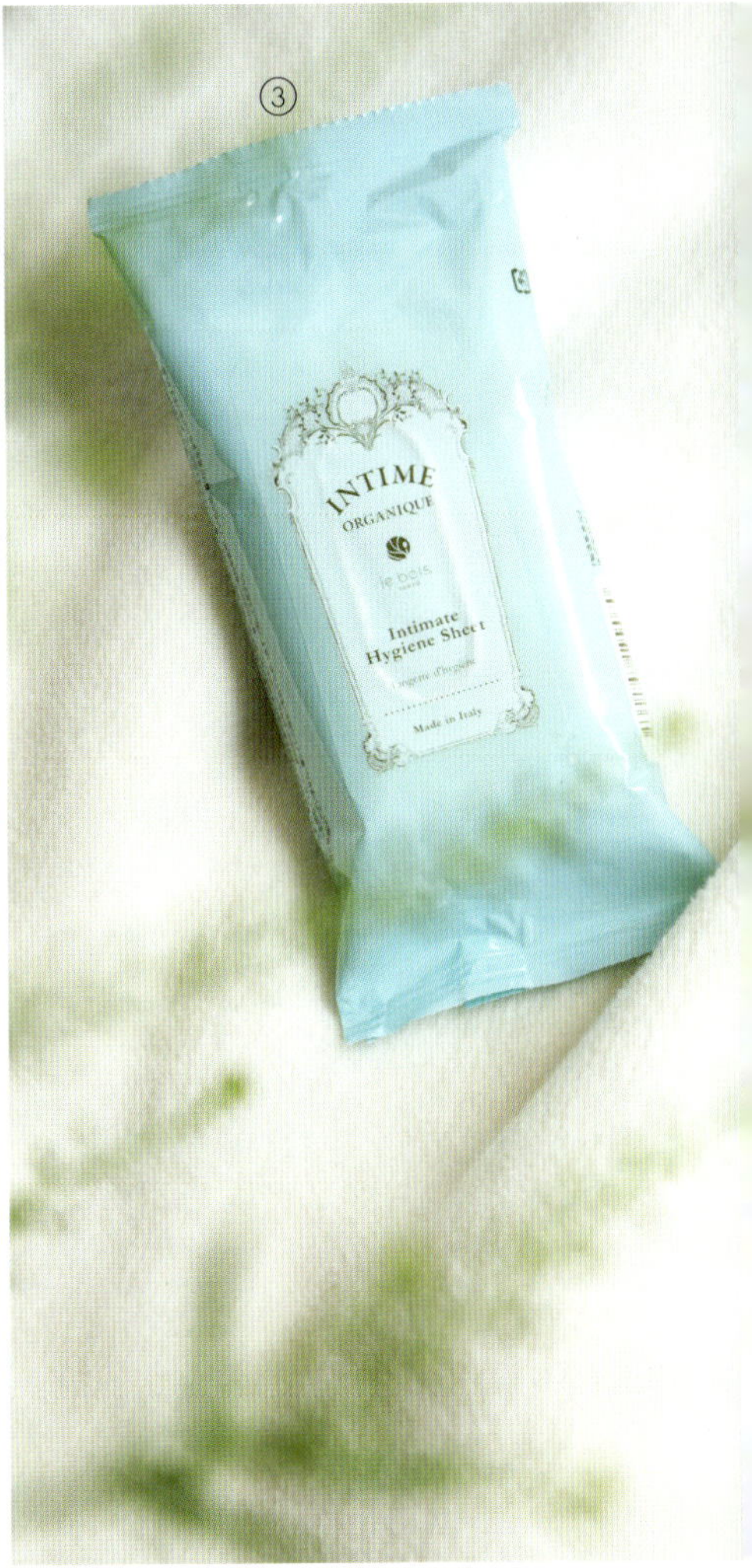

phytotherapy
talk

「女性性を大事にするなら膣マッサージを習慣に」

デリケートゾーンの大切さをお伝えしてきましたが、膣のケアもとても大事です。実は、膣は年々乾燥し、ケアをしないと萎縮していってしまうことがあります。それがひいては性交痛などにもつながっていくのです。

膣のケアには、オイルを使った膣マッサージをおすすめします。膣マッサージとは、オイルを塗布した自分の指を膣の中に入れ、膣の中を軽くマッサージすること。それにより、骨盤内の血流がよくなり卵巣が活性化。ホルモンバランスがととのい、膣の乾燥を防いで粘液がしっかり出るようになります。

膣マッサージは、からだが温まっているお風呂上がりにするのがおすすめです。手もデリケートゾーンも清潔な状態で、骨盤を少し倒して座りリラックス。オイルを塗布したひとさし指をゆっくり膣に入れます。そして指の腹を動かしながら、ぐるりと1周、膣の粘膜にオイルをなじませていきます。やさしくタッピングして、刺激を与えるのも効果的。指を入れた状態でキュッキュッと膣を締めると、膣トレーニングにもなります。もし、指がキュッと締めつけられないなら、骨盤底筋群の機能が低下している証拠。将来、尿漏れの原因になってしまうかもしれません。また、膣内の粘膜、つまり膣壁は粘膜をたぐりよせたようなヒダがあるもの。もし触ったときに膣壁がツルンとしていたら、膣壁の弾力がなくなり、ゆるんでハリのない状態かも。マッサージで筋肉を動かし、潤いのある柔軟な膣にしていきましょう。

　このマッサージを続けていくと、顔の肌にもハリや潤いが出てきて、ニキビや吹き出物がきれいになったという女性が多く見られます。

for DELICATE ZONE

膣に直接使える ケアアイテム

経皮吸収率が高く、とても大切なデリケートゾーンの中でも、膣の中に直接使うアイテムは慎重に選びたいもの。膣になじみやすい植物成分、たとえばマンゴー、アプリコットなどの種子油を使っている、オーガニックにこだわったものがベストです。化学成分が使用されていない安全なものを選びましょう。

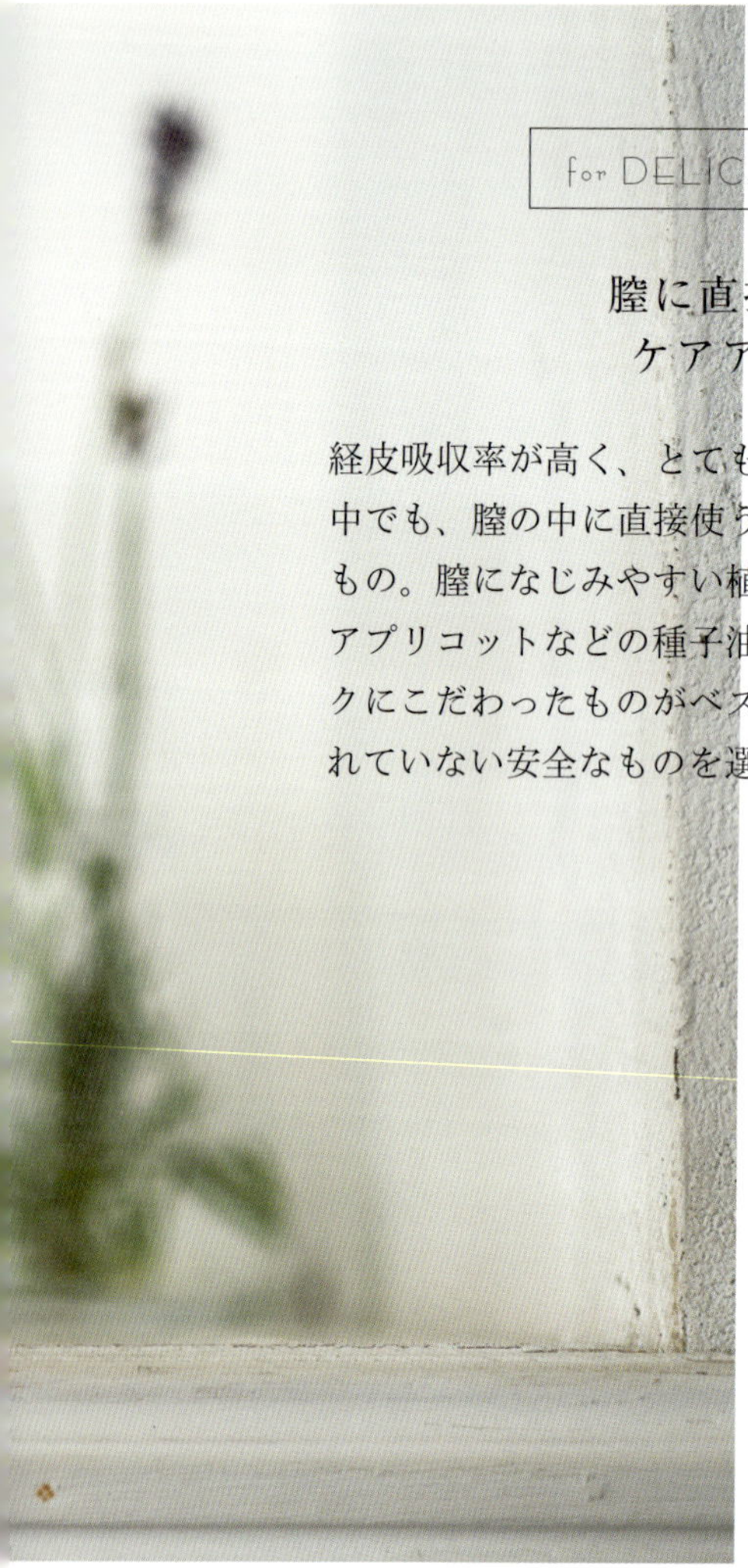

①
マッサージオイル

バーシングオイル

妊娠中の会陰マッサージ用につくられたオイルなので安心して使える。膣壁を修復する。

インティメール バーシングオイル 30ml 10,000円／サンルイ・インターナッショナル

②
ローション

ローズローション

女性ホルモンに作用するローズエキスで、性行為の潤滑剤や、保湿にも使える。

アンティーム ローズローション 100g 3,000円／サンルイ・インターナッショナル

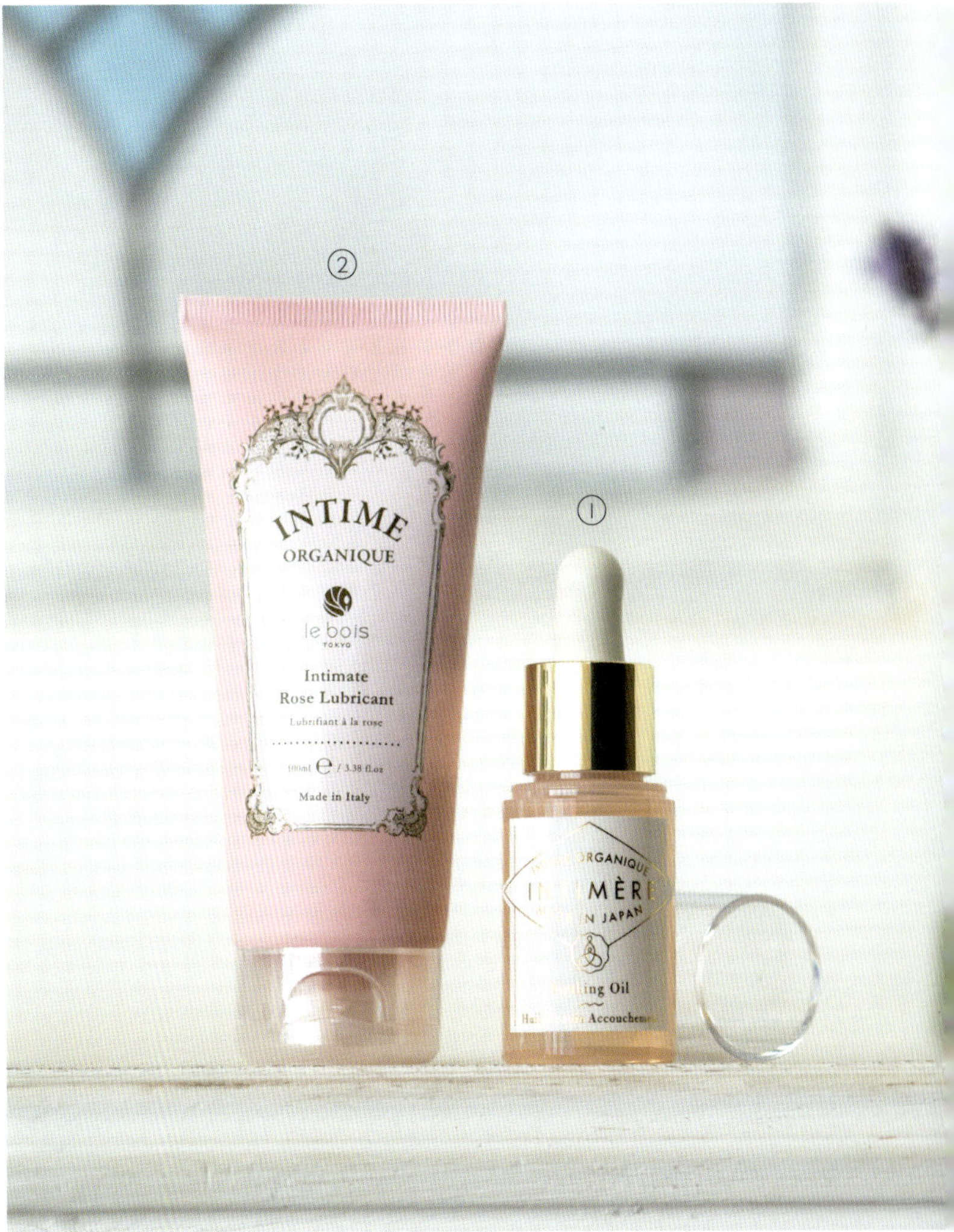
②
INTIME
ORGANIQUE
le bois
TOKYO
Intimate
Rose Lubricant
Lubrifiant à la rose
Made in Italy
①
ORGANIQUE
JAPAN

「むれ、かゆみを放っておかず、アンダーヘアもケアを」

植物療法を学び、デリケートゾーンの大切さを強く実感した結果、ケアがしやすい、むれないという理由でアンダーヘアはなくていいと思うようになりました。

医師に聞いたことがあるのですが、内診のある子宮などの検診に来た女性の中には、アンダーヘアにトイレットペーパーがからまったままの方が毎回必ずいるそう。とても恥ずかしいですが、自分ではきれいにしているつもりでも、アンダーヘアがあるとトイレットペーパーや排泄物を完全にきれいに取り除くのは難しいようです。また、アンダーヘアがあると、菌が繁殖しやすいともいわれています。

菌が繁殖すると臭いも発生し気になります。毛の生えるところに多く存在する、アポクリン腺から出る脂質やタンパク質を含む汗は、菌のエサとなり体臭の原因になるのです。

デリケートゾーンが毛で覆われていると、夏場や月経のときなどは特にむれやすくなります。

清潔を保つために、アンダーヘアは最低限の適切な処理をしたほうがいいでしょう。欧米やスポーツ界では、アンダーヘアの処理は当たり前。なにもしていないと、自分を大事にしていないように思われ、とても恥ずかしいことなのです。

アンダーヘアの処理をする際はぜひプロに任せて。やりにくい場所なので自分で処理をするのは危ないですし、カミソリで剃ると肌にもダメージを与えてしまいます。

次のページでは、医療脱毛ができるクリニックや、ブラジリアンワックスのサロンなど、おすすめのところを紹介します。

column

アンダーヘアのケアはプロの手で

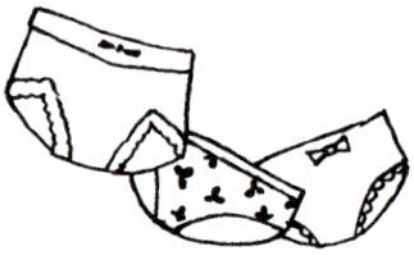

デリケートな場所なので、アンダーヘアの処理はプロに任せるのがおすすめ。自己処理は、黒ずみやサメ肌の原因に。処理方法は主にふたつあります。毛根を破壊してしっかり脱毛するのが「レーザー脱毛」。まったく生えなくなるのは困る、または明日までに毛をなくしたいという即効性を求める場合に合うのが「ワックス脱毛」です。サロンは、脱毛後のケアアイテムを売っていたり、ケア方法をしっかり教えてくれるところを選んで。

天現寺ソラリアクリニック

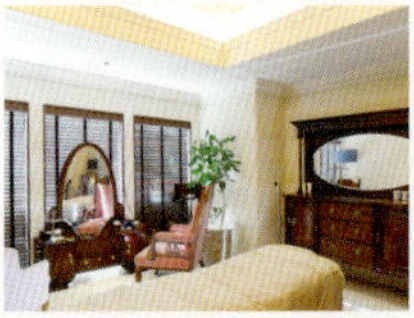

女性の美しさをケアする美容医療クリニック。レーザー脱毛はもちろん、膣圧の計測や、膣の乾燥を和らげるケアなど、女性性を重要視。デリケートゾーンのアンチエイジングにも力を入れている。本書持参で特典あり。

東京都渋谷区広尾5-25-12　バルビゾン72-2F　☎03-6408-5550

まいこ ホリスティック スキン クリニック

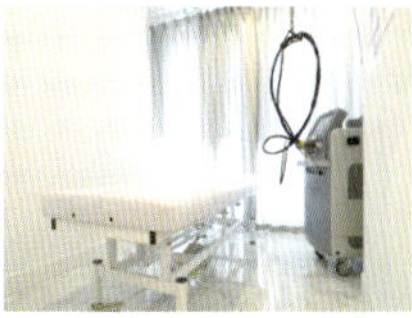

皮膚科をベースに、からだもこころもトータルで、ホリスティックに診てくれるクリニック。医師によるカウンセリングとしっかりしたアフターフォローも受けられるのが魅力。かかりつけ医にするにもぴったり。

東京都渋谷区代官山町8-6 ID DAIKANYAMA（アイディ代官山）2F　☎03-6712-7015

クイーンズワックス

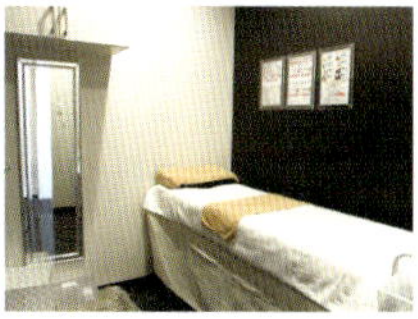

デリケートゾーンに関する知識が豊富でワックスデビューの人でも安心。都内に3店舗あり、比較的予約がとりやすいので便利。夜遅くまで開いているので仕事後にも行ける。ワックス脱毛は1回4,000円台〜。

【新宿店】東京都新宿区新宿3-22-11　RSビル6F　☎03-6912-5543

ブリリアント

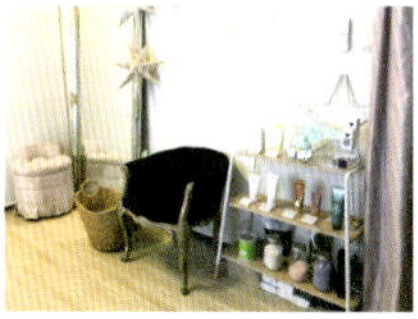

ワックス脱毛だけでなく、高い技術が必要なハンドテクニックでの“シュガーリング”も提供しているサロン。シュガーリングは、シュガー、水、レモンの食べられる素材だけでできた100%ナチュラルペーストを使用。

東京都渋谷区恵比寿4-9-13 ※プライベートサロンのためお部屋番号は予約確定後にお知らせ　☎080-4335-5553

Chururi 天満橋店

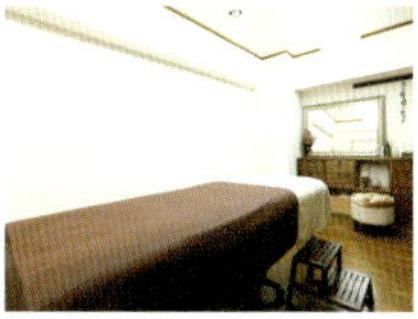

完全予約制のプライベートサロン。美容歴20年のオーナーは、美容師免許や管理美容資格も保持している美のスペシャリスト。「女性の悩み」「キレイ」に関する小さな疑問・悩みも気軽に相談できる。ワックス脱毛に。

【天満橋本店】大阪市中央区内平野町2-2-9ライオンズマンション大手前第二202
☎06-6809-4158　※まずはメールで問い合わせを（chururi2@gmail.com）。

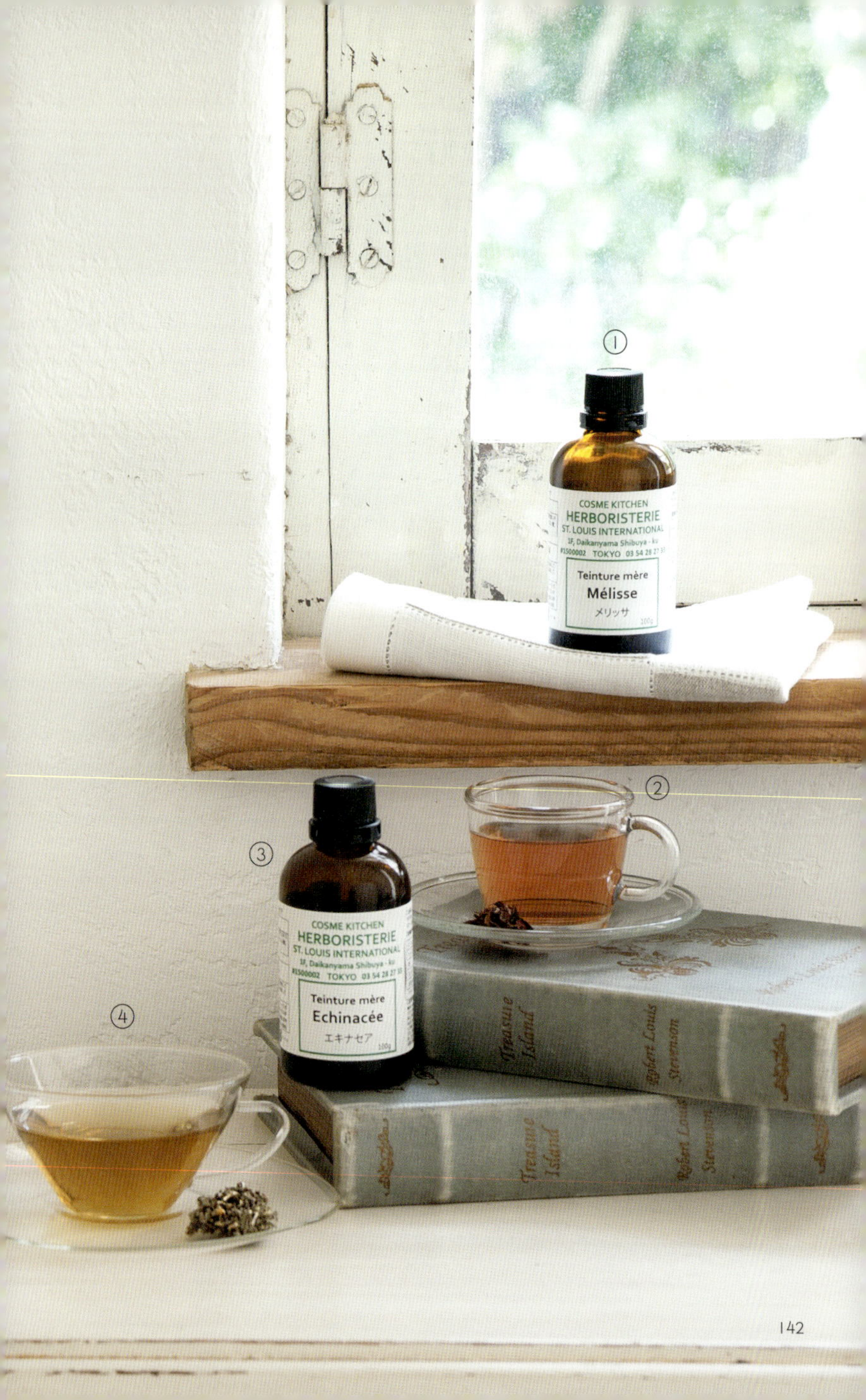
①
COSME KITCHEN
HERBORISTERIE
ST. LOUIS INTERNATIONAL
Teinture mère
Mélisse
メリッサ
②
③
COSME KITCHEN
HERBORISTERIE
ST. LOUIS INTERNATIONAL
Teinture mère
Echinacée
エキナセア
④
Treasure Island
Robert Louis Stevenson

私の4大自然ぐすり

自分に合う自然ぐすりは年齢や体調によって変化しますが、今の私が大事にしているのはこちらの4つ。「メリッサ」はホルモンバランスや胃腸のケアに。「ヴァンルージュ」は冷え性対策に。免疫力アップの「エキナセア」はハードに仕事をがんばったときのお助けアイテム。「ラズベリーリーフ」は子宮を元気にし、全身の潤いアップに。ハーブティーはブレンドして飲むことで相乗効果も期待できます。

①
タンチュメール

メリッサ

不安やストレスを和らげてくれる"緩和なトランキライザー"。PMS予防にも。

エルボリステリア　タンチュメール メリッサ 100g 2,600円／コスメキッチン

②
お茶

ヴァンルージュ

骨盤内の血流をよくして、卵子の質を上げる。豊富なポリフェノールが抗酸化にも◎。

ハーブティー　レッドグレープリーフ（ヴァンルージュ）15g 600円／ハーブ専門店enherb

③
タンチュメール

エキナセア

免疫力を高め、病院いらずの元気なからだに。気力の低下にも働きかけてくれる万能さ。

エルボリステリア　タンチュメール エキナセア 100g 2,600円／コスメキッチン

④
お茶

ラズベリーリーフ

膣内の粘液、肌、目など、すべてに潤いを与える。いつでも妊娠できるからだづくりも。

ハーブティー　ラズベリーリーフ 15g 500円／ハーブ専門店enherb

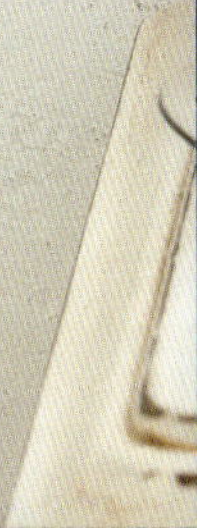

同世代の女友達に

for FRIENDS:

働いていたり、家事や子育てをしていたり、忙しい現代女性。
“自分に触れる”時間でからだもこころも元気に。

大切な人に贈りたい自然ぐすり

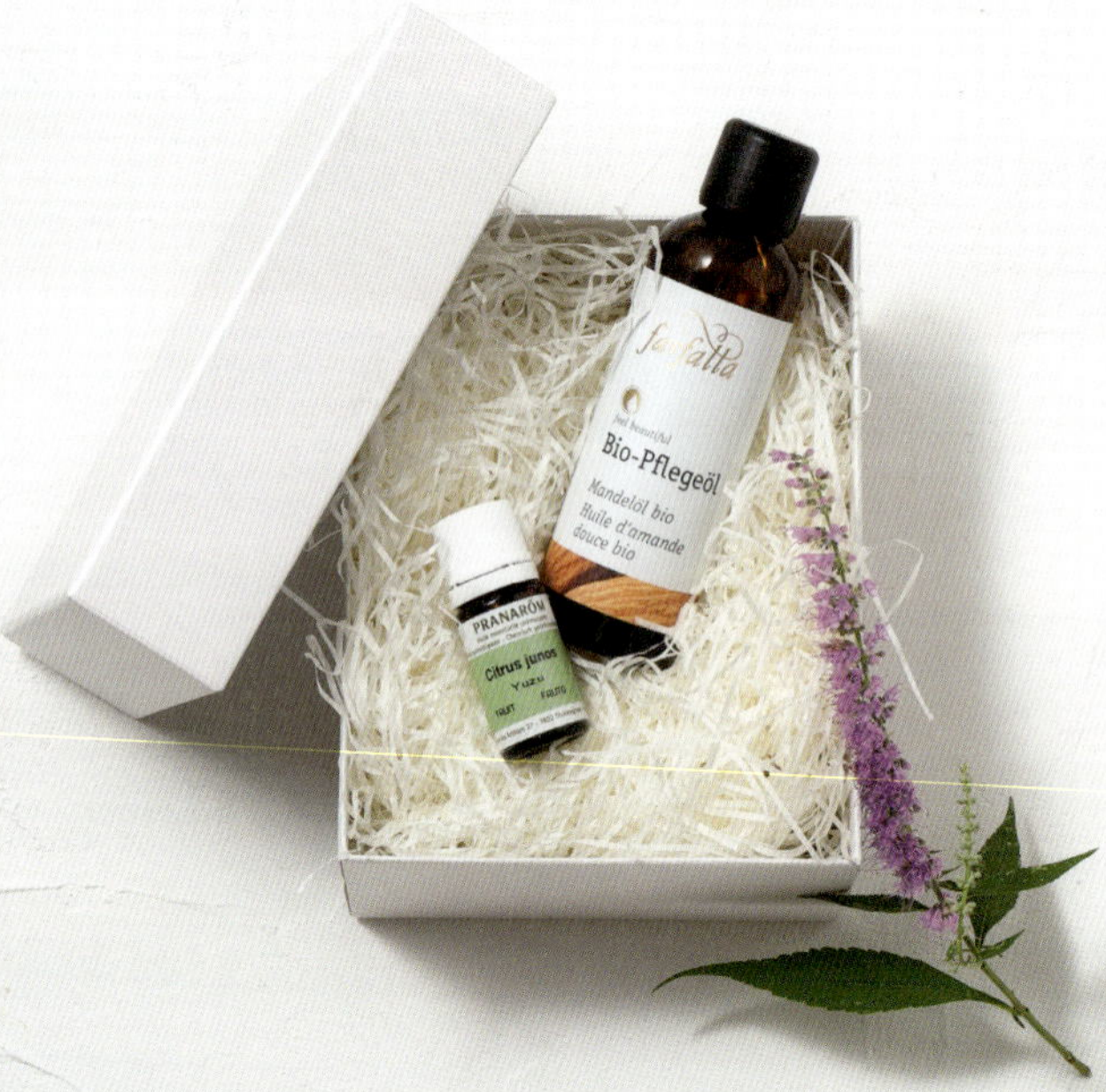

右上／マッサージ向きのとろみのあるオイル。精油だけでは肌に塗れないため希釈するためのベースオイルもセットにし、すぐ使ってもらえるように。

ファファラ スイートアーモンドオイル 75ml 2,800円／ロゴナジャパン

左下／精神バランスをととのえる、副交感神経を優位にしてリラックスする、血行をよくして冷え性を解消する……。1本で3つの女性にうれしい効果を得られる柚子の精油。

プラナロム ユズ 5ml 2,500円／健草医学舎

子どものいる友人に

for CHILDREN:

友人だけでなく赤ちゃんにも使えるフローラルウォーターと、家族が元気でいられる精油のセット。

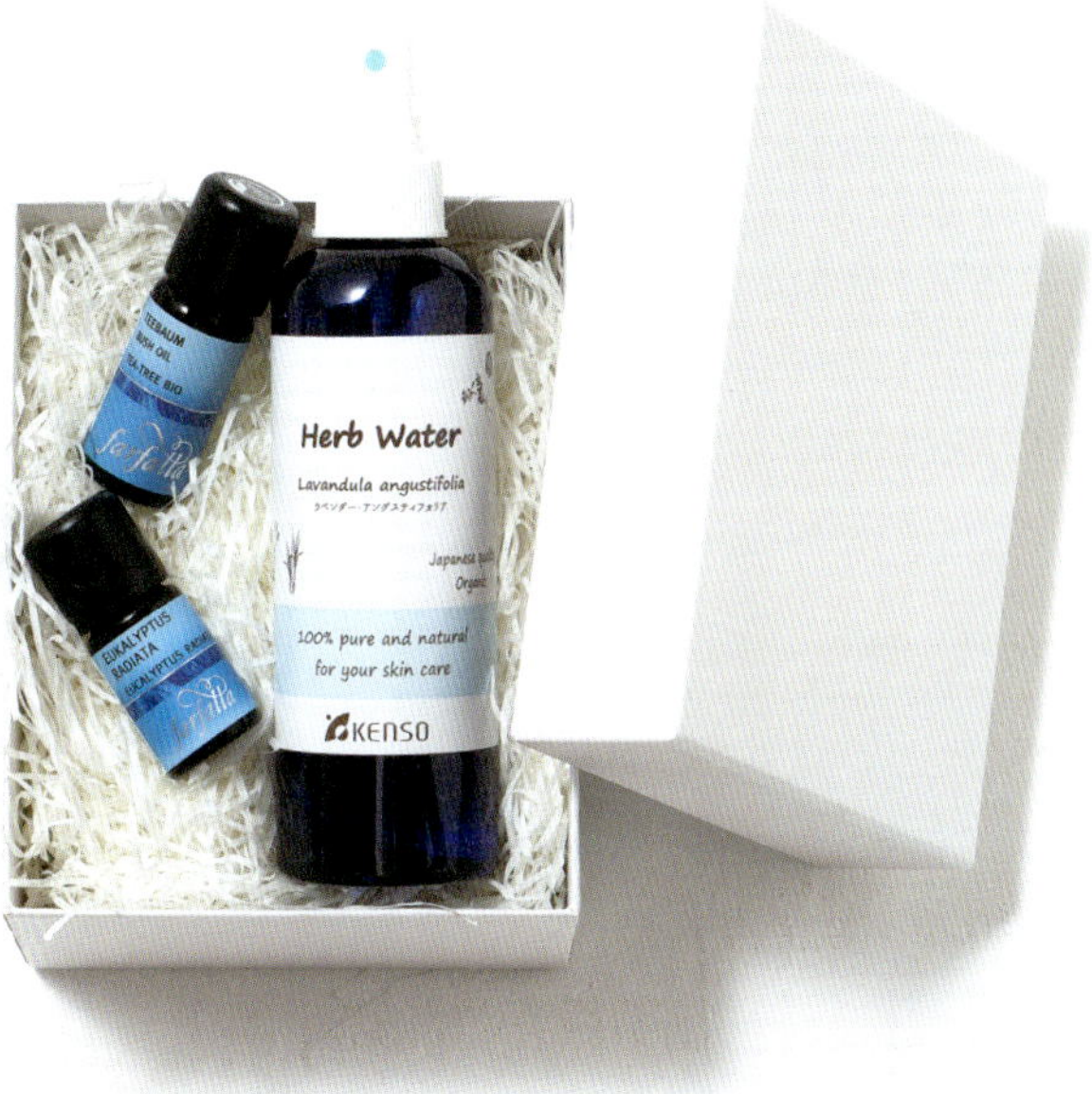

右／赤ちゃんにも使えるラベンダーのフローラルウォーター。あせもやおむつかぶれ、虫刺されなどの肌の鎮静に活躍。ぐずった子どもにふわっと香らせると、気持ちが落ちつくという効果も。

ケンソー ラベンダーウォーター 200ml 2,200円／健草医学舎

左上・左下／殺菌・抗菌作用の高いティートリーとユーカリの精油。鼻水がズルズルしているとき、寒くなって風邪やインフルエンザが流行る時期に、自宅で芳香拡散しておくと、空間全体を抗菌してくれます。

ファファラ ティーツリー BIO 10ml 2,000円、ユーカリプタス・ラディアータ BIO 5ml 1,250円／ともにロゴナジャパン

働きざかりの男性に

for MENS:

男性には、疲労回復を促し、記憶力や集中力を
高めるセットで、がんばりを応援！

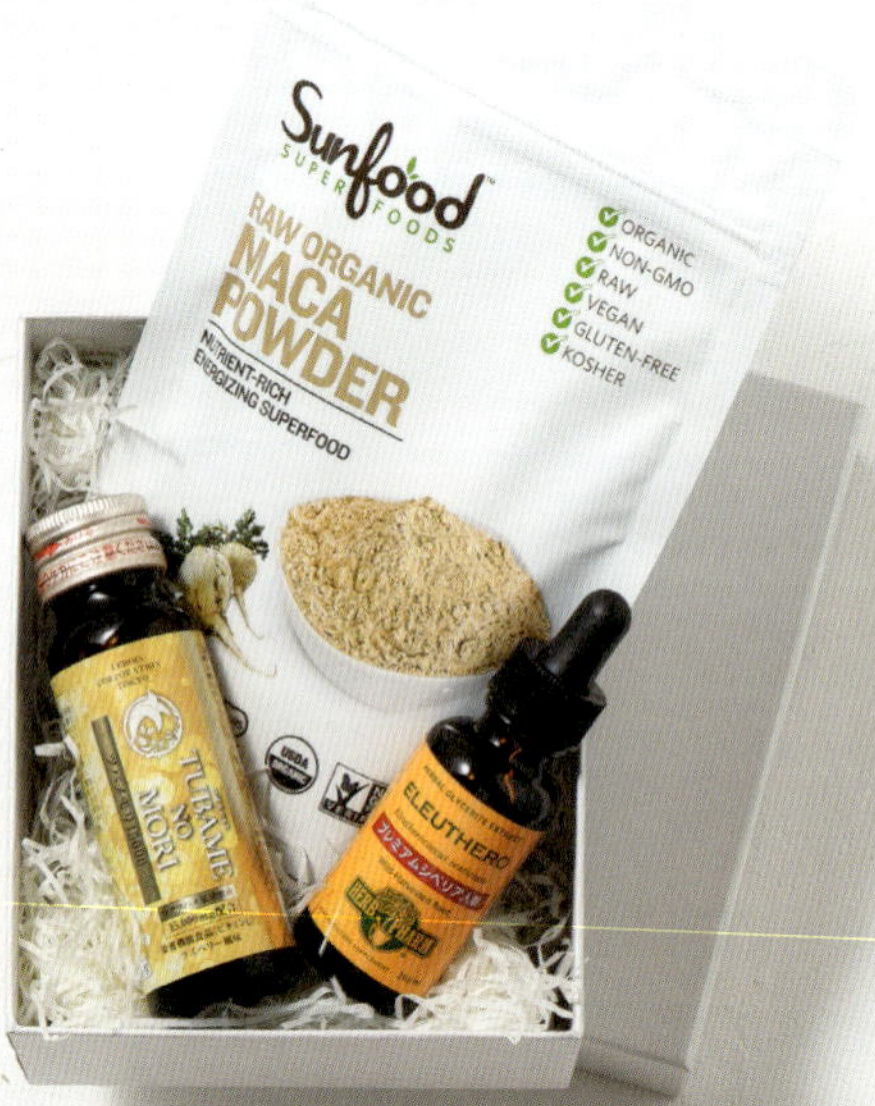

上／滋養強壮によいマカの食用パウダー。日々の疲れを回復させるアイテム。そのまま水と一緒に飲んだり、牛乳やヨーグルトに混ぜて摂取。

サンフード オーガニック マカ パウダー 113g 3,520円／アリエルトレーディング

右下／宇宙飛行士も飲んでいるといわれるエゾウコギ（シベリアンジンセン）のタンチュメール。肉体・精神疲労の予防と回復にひと役。水で薄めて飲みます。

ハーブファーム プレミアムシベリア人参 29.5ml 3,700円／ノラ・コーポレーション

左下／ツバメモリは、ツバメの巣の成分からつくられた栄養ドリンク。細胞と細胞のコミュニケーションを円滑にして、記憶力や集中力を高めます。

ツバメモリ15000 1箱（1本50ml／10本入り） 10,000円／ルボアラボラトリ

親や年配の方に

for PARENTS:

記憶力の促進と、認知症予防をする最強コンビで
いつまでも元気で若々しく。

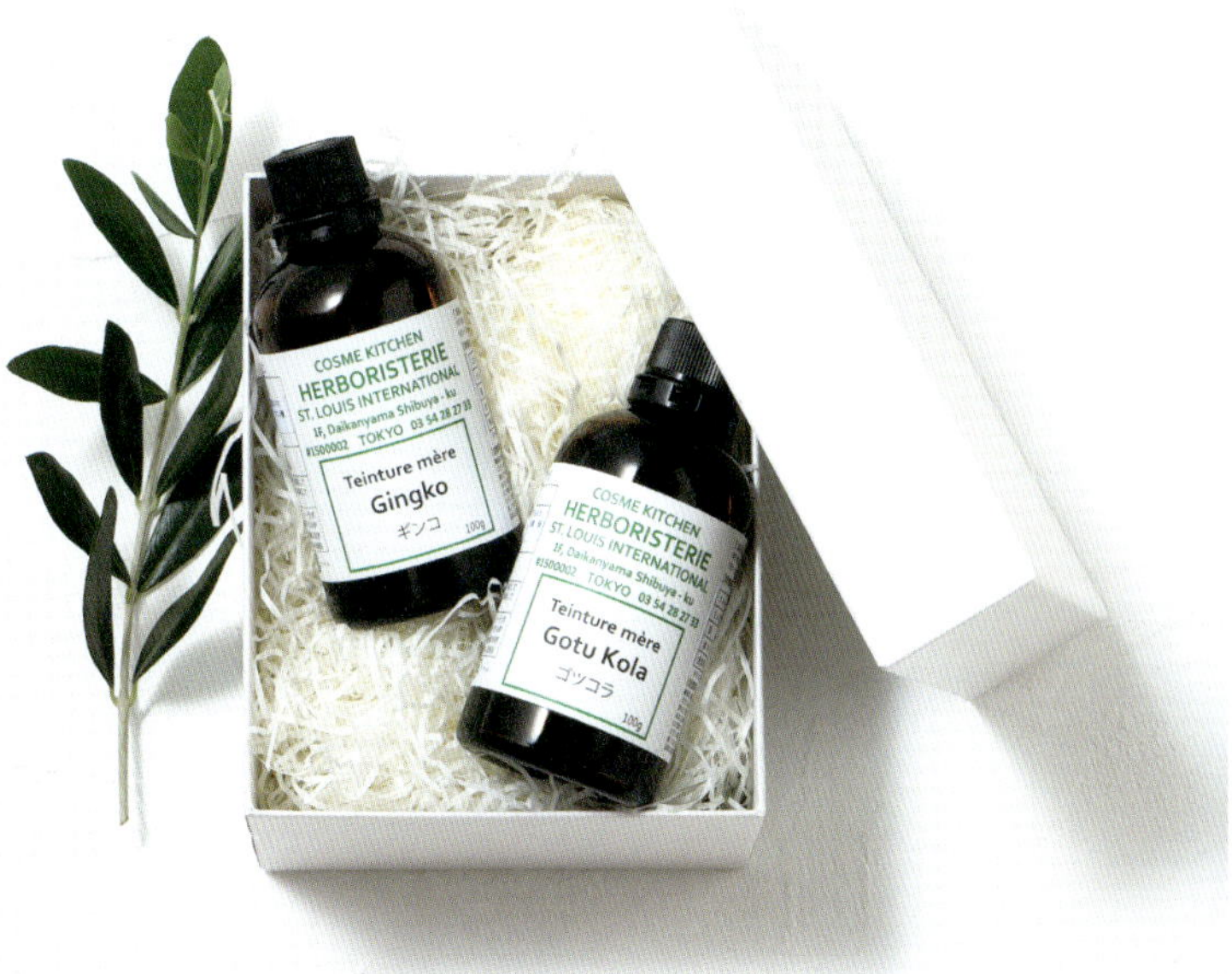

左上／脳の血流をよくして、記憶力をアップするギンコビロバのタンチュメール。からだの代謝の低下によって起こる､冷えやむくみも解消します。

エルボリステリア タンチュメール ギンコ 100g 2,600円／コスメキッチン

右下／年齢とともに衰えていく脳の神経細胞を活性化させるゴツコラ。2種のタンチュメールをスプーン1杯ずつ水にまぜて、毎日飲みます。

エルボリステリア タンチュメール ゴツコラ 100g 2,600円／コスメキッチン

Pick up

おすすめの
精油＆ハーブショップ

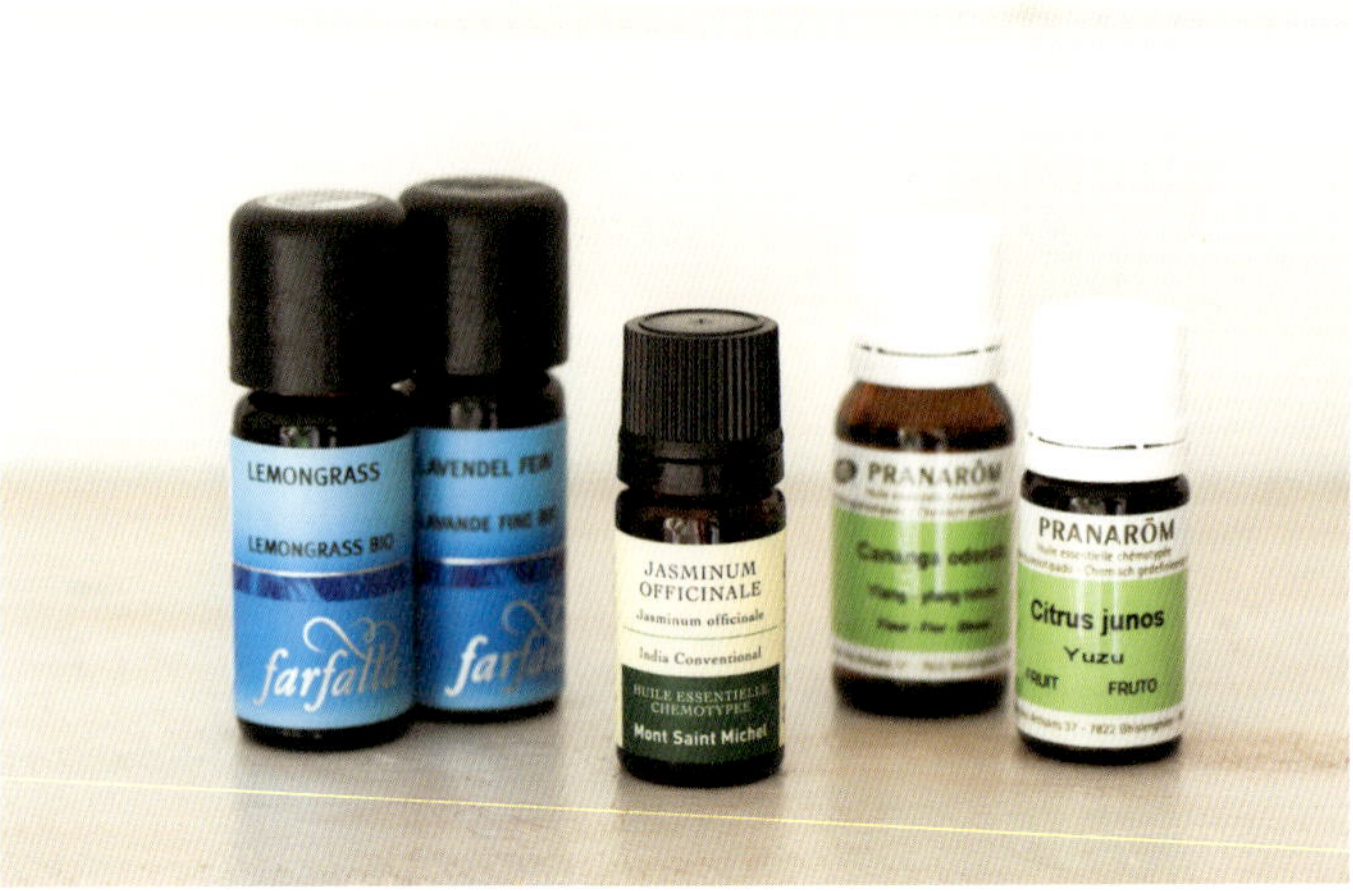

ファファラ

スイスの介護施設や、医療としてのアロマテラピーでも使われる。日本で売っているところはまだ少ないけれど、世界的にとても有名な、アロマのパイオニア的存在のブランド。

farfalla
ファファラ
ロゴナジャパン
☎03-3288-3122
HP：www.farfalla.co.jp

モンサンミッシェル

私の師、森田敦子が主宰する「ルボア フィトテラピースクール」の教材にしているブランド。フランスの薬剤師が治療目的でつくっている。こちらもロットごとに成分分析あり。

Mont Saint Michel
モンサンミッシェル
サンリツ
0120-082-101
HP：www.aromastore.jp

プラナロム

セラピストなどの精油に詳しいプロが愛用する、ベルギーのブランド。生産ロットごとに成分分析表をつけてくれるなど、品質管理がしっかりしているので、非常に信頼できる。

PRANARŌM
プラナロム
健草医学舎
0120-558-446
HP：www.pranarom.co.jp

アロマの流行で簡単に精油が買えるようになった一方、100%ピュアでないものも見かけます。ヨーロッパの医療現場で使われているなど、信頼できるものを選びましょう。ハーブティーも安心なブランドを紹介します。

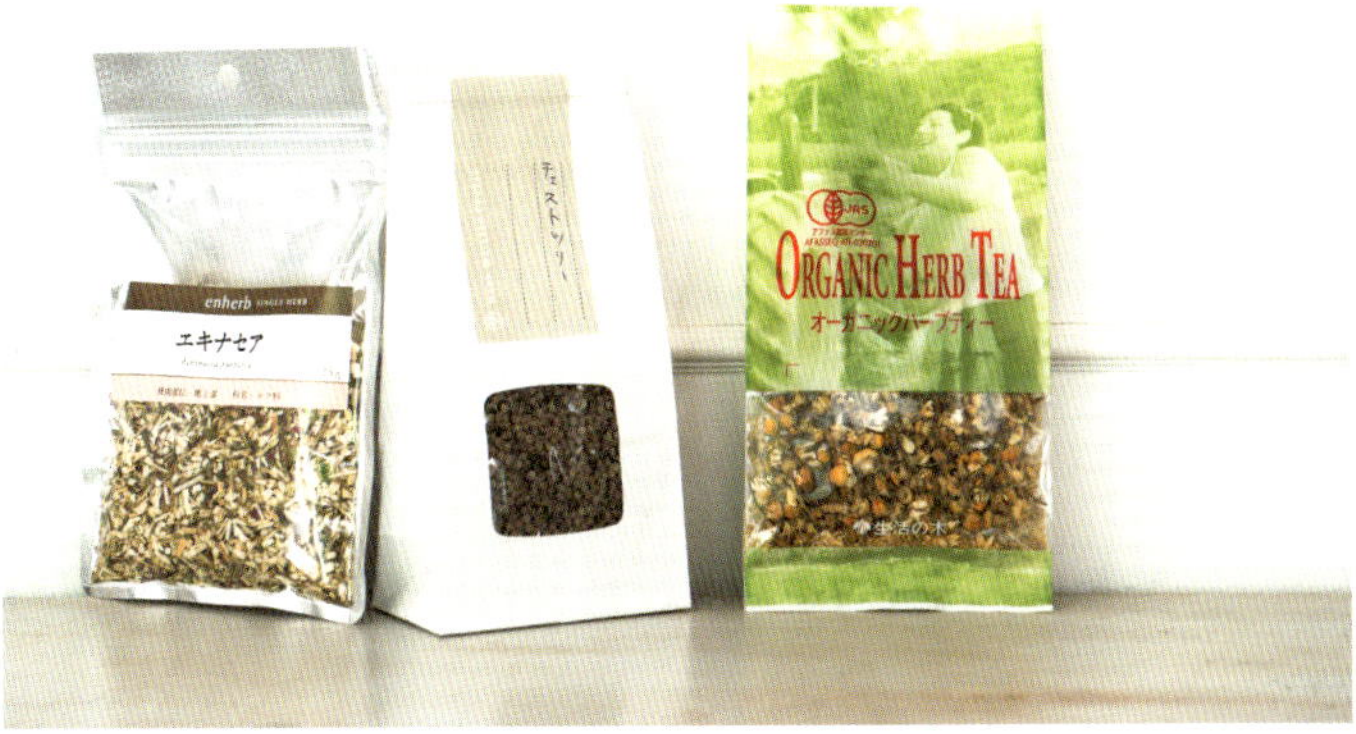

エンハーブ

専門スタッフのカウンセリングで、自分の目的や悩みに合うオリジナルハーブティーを調合してくれるハーブ専門店。量り売りや試飲もできる。お店のオリジナルブレンドもある。

ハーブ専門店enherb
0120-184-802
HP：www.enherb.net/

ハーブマイスターセンター

化学薬品・肥料・除草剤不使用のハーブティー専門店。安心・安全でおいしいこだわりの高品質ハーブを世界各国から厳選して販売している。オンラインショップでも購入可能。

ハーブマイスターセンター
☎03-6676-1608
HP：www.herb-meister.jp

生活の木

オーガニックハーバルライフを提唱して40年以上のハーブ専門店。ハーブなど70種類以上を取り揃えていて、種類の豊富さも魅力。ブレンドハーブティーも売っているので便利。

生活の木
0120-175082
HP：www.treeoflife.co.jp

おわりに

私はふたつの言葉と自然ぐすりのおかげで、こころとからだが再生しました。
「人間万事塞翁が馬」。８年前、こころとからだに不調をきたした私に、
そっと祖父が教えてくれた言葉です。いいように見えて悪いことも、
悪いように見えていいことも起こるのが人生で、そのひとつひとつに意味があり、
そのひとつひとつに一喜一憂することなかれ、と。
今になりこの言葉の意味を理解できるような気がしています。
過去の私に起きたさまざまな症状は人の痛みを知るために起き、
そこから植物療法に出合うことができて、今があります。
すべては必然で、どの出来事にも感謝の気持ちが湧いてきます。
もうひとつは「まず自分を愛する」。師 森田敦子から学んだ言葉です。
まず自分のからだとこころの声を聞いて大切にケアすることで、
人に優しく愛を持って接することができるという教えです。

私は現在、日本全国そしてアジア各国でもセミナーやカウンセリングをする機会をいただいています。その中で自然ぐすりを

取り入れてくださった方から、からだの変化や、不調が改善したという
ご報告を聞くたびに、とても嬉しく幸せな気持ちになります。

今回書籍という形で植物療法の素晴らしさを
たくさんの方にお伝えできることを本当に嬉しく思います。
出版の機会をくださったワニブックスの青柳有紀さん、川上隆子さん、
推薦文を寄せてくださった早坂香須子さん、高橋香奈子さんはじめ
制作スタッフのみなさま、師 森田敦子、会社のスタッフ、家族、
私の人生に関わってくださったすべての方に心からの感謝を捧げます。
最後に手にとってくださった読者の方々にとって、この本が
自分のこころとからだに向き合うきっかけになることを心から願っています。

森田とともに「日本中に〝緑のくすり箱〟を届ける」という想いを胸に、
活動を拡げていくことを使命に邁進していきたいと思います。

２０１８年８月　南上 夕佳

PHYTO INDEX

本書に出てくる自然ぐすりについて、主な効果効能をまとめました。表の右端に、その植物が紹介されているページも合わせて記載しています。

ア	**アプリコット（種子油）**	皮膚軟化、水分保持、消炎、鎮痒	P127,P136
	亜麻仁（種子油）	血行促進、新陳代謝促進、抗炎症、抗酸化	P41
	イランイラン	抗酸化、催淫、ホルモンバランス調整	P94,P109
	ヴァンルージュ	血行促進、血管保護、抗酸化	P33, P35,P59,P72,P125,P143
	エキナセア	免疫賦活、創傷治癒、抗菌、抗ウイルス、消炎	P33,P35,P44,P58,P59,P61,P84,P124,P143
	エゾウコギ　別名シベリアジンセン	免疫賦活、アダプトゲン、運動能力向上	P33,P44,P59,P60,P114,P116,P146
	エルダーフラワー	発汗、利尿、抗アレルギー	P35,P60
	オレガノ	鎮痛、抗炎症、抗ウイルス、去痰	P62
	オレンジ　別名スイートオレンジ	鎮静、加温、抗菌	P73,P94,P113
カ	**カレンデュラ**	消炎、瘢痕形成、創傷治癒	P109
	ギンコビロバ	血管拡張、抗酸化	P33,P38,P43,P67,P73,P147
	クコの実	アダプトゲン、強壮、抗酸化、血行促進	P59

くず
血行促進、コレステロール低下 P61

クラリセージ
免疫調整、エストロゲン様、通経、制汗、神経バランス調整 P79,P81

桑の葉　別名マルベリーリーフ
血糖調整（α - グルコシダーゼ阻害による） P39

高麗人参　別名朝鮮人参
アダプトゲン、強壮、エストロゲン様 P49,P60,P81,P116

ゴツコラ　別名ツボクサ
抗炎症、強壮、血行促進、 P33,P36,P74,P109,P110,P147

サ

サイプレス
リンパうっ滞除去、静脈瘤うっ滞除去、血流改善、利尿 P90

サンダルウッド
催淫、鎮静、リンパうっ滞除去 P42,P45

ジャーマンカモミール
ハーブ：鎮静、抗炎症、消化促進　精油：抗炎症、抗アレルギー P64,P74

ジャスミン
催淫、ホルモンバランス調整 P42,P109

ジュニパーベリー
浄血、解毒、利尿、脂肪分解 P90

しょうが
発汗、健胃、鎮吐 P72

白樺（樹液）
利尿、抗酸化、保湿 P115

スイートアーモンド（種子油）
皮膚軟化、保湿、消炎 P91,P93,P127,P144

スギナ
利尿、収れん、代謝促進 P113

セージ
エストロゲン様、収れん P81

ゼラニウム
皮膚再生、ホルモンバランス調整、抗炎症、抗うつ　P39,P42,P58,P88,P92,P111

セントジョーンズワート
抗うつ、抗ウイルス　P69

タ

ターメリック　別名ウコン
強肝、利尿　P66

大根
消化促進、むくみ、健胃　P40,P59,P63

タイム
抗真菌、抗ウイルス、殺菌　P62

ダンディーライオン
強肝、利尿、催乳　P58,P67,P91,P114

チェストベリー　別名チェストツリー
ホルモン分泌調整、プロゲステロン様　P81,P124

月見草　別名イブニングプリムローズ
アレルギー性皮膚炎・PMS・月経痛の緩和、抗炎症　P71,P79

ティートリー
抗ウイルス・抗菌・抗真菌　P49,P52,P53,P61,P145

ドクダミ
高血圧予防、血液浄化　P115

ナ

ナツメ
抗ストレス、抗アレルギー、造血　P37

ネトル
利尿、浄血、解毒　P35,P58,P70,P91

ネロリ
中枢神経鎮静と覚醒、神経強壮、抗うつ、催眠、皮膚強壮、催淫　P37,P84,P128

ハ

バードック　別名ごぼう
解毒、利尿、浄血、消化促進　P35,P58,P67

ハイビスカス
代謝促進、消化機能促進、緩下、利尿、疲労回復　P35,P58

はちみつ
抗菌、殺菌、整腸、保湿　P40,P59,P63

パッションフラワー　別名トケイソウ
鎮静、鎮痙、鎮痛　P68

パルマローザ
細胞成長促進、抗真菌　P92,P94

バレリアン
鎮静、鎮痙　P44,P68

フィーバーフュー　別名ナツシロギク
消炎、弛緩　P74

フランキンセンス
皮膚炎症防止、細胞成長促進、皮脂バランス調整　P45,P88,P92

プロポリス
免疫賦活、創傷治癒、抗炎症、抗菌　P36,P49,P62

ペパーミント　別名ハッカ
殺菌消毒、抗ヒスタミン、健胃　P31,P49,P52,P64,P74,P81,P128

ベルガモット
鎮痛、血液循環促進、鎮静　P53,P69

ホーソン
血行促進（特に心筋・冠状血管）　P73

ホーリーフ
精油：鎮静、安眠、抗菌　P39

ホホバオイル（種子油）
皮膚軟化、保湿、皮脂バランス調整　P95

ボリジ　別名ルリジサ
抗炎症、PMS、アルツハイマー病、アトピー、ホルモンバランス調整　P71

ボロン（キャベツ由来）
エストロゲン様、ホルモン調整　P124

マ

マカ
更年期障害・若年性更年期障害の緩和、抗疲労、強壮　P146

マジョラム　別名スイートマジョラム
精油：血液循環、加温、鎮静、抗ストレス　P53,P73

マヌカハニー
殺菌、抗菌、抗炎症、抗ガン、整腸　P36,P40,P63

マンゴー（種子油）
皮膚軟化、肌再生、保湿、抗酸化　P136

メリッサ　別名レモンバーム
自律神経調整、鎮痛、プロゲステロン様　P33,P65,P74,P78,P125,P143

ヤ

ユーカリ
鎮咳、去たん、免疫強化　P52,P53,P61,P113,P145

柚子
血行促進、自律神経調整　P45,P47,P53,P59,P69,P73,P144

よもぎ
止血、かぶれ防止、リウマチ改善、血行促進、造血　P42,P70,P127,P128

ラ

ラズベリーリーフ
粘膜強化、子宮強化、骨盤筋強化、鎮痙　P35,P59,P124,P127,P128,P143

ラベンダー
鎮痛・鎮静、皮膚瘢痕形成　P36,P49,P79,P84,P93,P95,P109,P127,P128,P145

レディースマントル
プロゲステロン様、消炎　P78

レモン
自律神経調整、強壮、血圧降下、加温　P31

レモングラス
抗真菌、抗バクテリア、抗ウイルス　P58

ローズ
皮膚再生、催淫、収れん　P84,P88,P93,P110,P136

ローズヒップ
抗酸化、老化防止　P35,P88,P108

ローズマリー
血行促進、鎮痛、利尿　P31,P36,P43,P73,P79,P90,P95,P113

COVER PHYTO

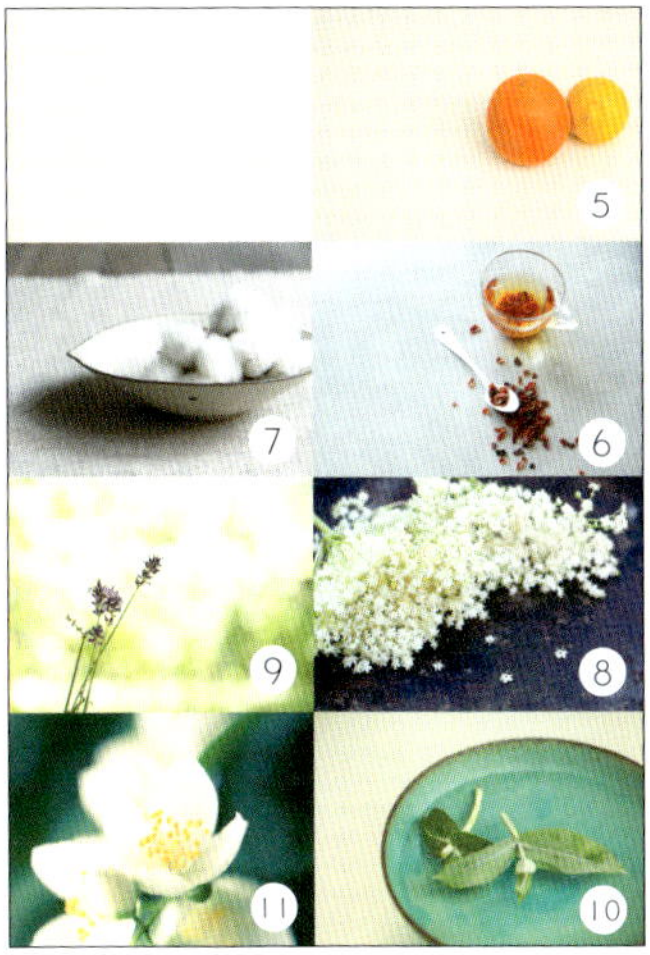

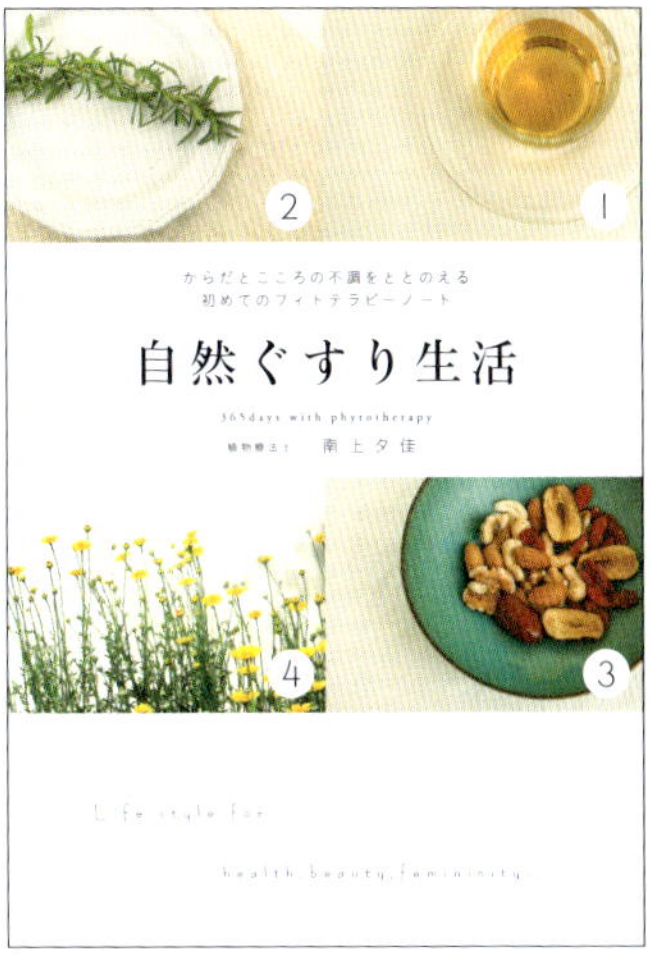

❶ラズベリーリーフのハーブティー

❷ローズマリー

❸クコの実、ナツメ、ナッツ類

❹カモミール

❺レモン、オレンジ

❻ローズヒップ

❼綿花

❽エルダーフラワー

❾ラベンダー

❿ユーカリ

⓫ジャスミン

SHOP LIST

アスコルバイオ研究所	0120-920267
アリエルトレーディング	0120-201-790
アンティーム オーガニック パリ	intime-organique.fr/ja/contact
伊豆大島 しまのだいち	☎050-3825-3682
uka Tokyo head office	☎03-5778-9074
ウチダ和漢薬	☎03-3806-4141
おもちゃ箱	0120-070-868
カラーズ	☎050-2018-2557
川本屋茶舗	☎045-261-7652
韓国人蔘公社ジャパン	☎03-5339-2316
健康体力研究所	0120-44-8810
健草医学舎	0120-558-446
玄米酸素	0120-503-817
コスメキッチン	☎03-5774-5565
桜江町桑茶生産組合	0120-17-9898
Salon de nanadecor	☎03-6434-0965
サンリツ	0120-082-101
サンルイ・インターナッショナル	0120-550-626
J-フロンティア・インベストメンツ	✉info_masyome@yahoo.co.jp
ジャパン・オーガニック	0120-15-0529
SkinAware	☎03-6434-9005
生活の木	0120-175082
セルヴォーク	☎03-3261-2892
セントモニカ	☎011-213-7572
たかくら新産業	0120-828-290
日本グリーンパックス	☎03-3663-8745
ノラ・コーポレーション	0120-87-8611
パノコトレーディング	☎03-5298-6634
ハーブ専門店enherb	0120-184-802
ハーブマイスターセンター	☎03-6676-1608
HARMONITY	☎03-6875-3754
ビーバイ・イー	0120-666-877
ピープル バイ コスメキッチン	☎03-5774-5565
プレマ	0120-841-828
ヘルシーワン	0120-777-698
無双本舗おばあちゃんの知恵袋	☎0743-92-0226
ゆいの里	☎0895-49-1375
ユウキ食品	0120-69-5321
ルボアラボラトリ	0120-317-283
レッドフロッグズ	☎03-6459-3242
ロゴナジャパン	☎03-3288-3122

CLOTHING LIST

P3 ブラウス¥15,000／エム・アイ・ディー プレスルーム（M-プルミエ）
パンツ［共布ベルト付き］¥12,038、P21 ワンピース¥10,186、P30・43 ニット¥9,167／以上バナナ・リパブリック
P32 カットソー¥9,000／エム・アイ・ディー プレスルーム（m,i,d,）
P34 ワンピース［共布ベルト付き］¥32,000／エム・アイ・ディー プレスルーム（M-プルミエ）
P38・39 ブラウス¥7,315／バナナ・リパブリック
P41 ワンピース¥18,000／エム・アイ・ディー プレスルーム（ブレンヘイム）

ほか、クレジットのないものはスタイリスト私物

エム・アイ・ディー プレスルーム	☎03-3405-4400
バナナ・リパブリック	0120-771-978

Pick Up!

コスメキッチン　エルボリステリア

著者の師である森田敦子が監修しているハーブ薬局「エルボリステリア」。本書でも紹介したタンチュメール（チンキ）、ティザンヌ（ハーブティー）、飲むオイルカプセルなどをラインナップ。コスメキッチン店頭では、体調に合わせてどういったものを摂るのがいいか、相談にのってくれる。

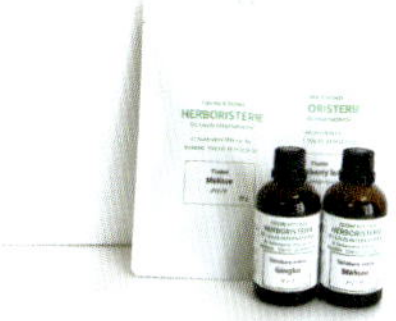

コスメキッチン　エルボリステリア
☎03-5774-5565　HP:cosmekitchen.jp

※商品の価格はすべて税抜き表示です。
※本書に記載されている情報は2018年8月現在のものです。
商品の価格や仕様などは変更になる場合もあります。
※店舗や時期によって在庫状況が異なり、お取り扱いしていない場合があります。

STAFF:

撮影(人物・イメージ)　天日恵美子
(物)　坂根綾子
ヘアメイク　小田切ヒロ(LA DONNA)
スタイリング　川上さやか
イラスト　ミヤギユカリ
デザイン　高橋桂子
編集協力　高橋香奈子
協力　ルボア フィトテラピースクール
校正　玄冬書林
編集　青柳有紀　川上隆子　金城琉南
(ワニブックス)

からだとこころの不調をととのえる
初めてのフィトテラピーノート
自然ぐすり生活

南上夕佳 著

2018年10月1日 初版発行
2019年4月25日 2版発行

発行者　横内正昭
発行所　株式会社ワニブックス
〒150-8482
東京都渋谷区恵比寿4-4-9　えびす大黒ビル
電話　03-5449-2711(代表)
03-5449-2716(編集部)
ワニブックスHP　http://www.wani.co.jp/
WANI BOOKOUT　http://www.wanibookout.com/

印刷所　株式会社美松堂
DTP　株式会社オノ・エーワン
製本所　ナショナル製本

ISBN978-4-8470-9712-6